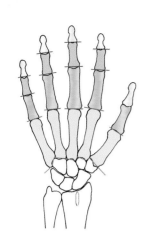
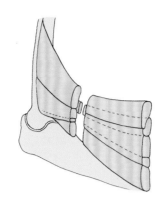

肌骨超声解剖
及扫查技巧图解

〔日〕皆川洋至　编著

聂志敏　孟华川　译

U0239756

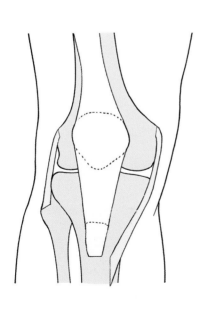
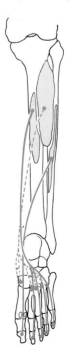

北京科学技术出版社

著作权合同登记号图字：01-2024-0910

图书在版编目（CIP）数据

肌骨超声解剖及扫查技巧图解 /（日）皆川洋至编著；
聂志敏，孟华川译. -- 北京：北京科学技术出版社，2024.11
　　ISBN 978-7-5714-3569-1

　　Ⅰ.①肌… Ⅱ.①皆… ②聂… ③孟… Ⅲ.①肌肉骨骼系统
－超声波诊断－图解 Ⅳ.①R680.4-64

中国国家版本馆CIP数据核字(2024)第025272号

文字编辑： 秦笑嬴
责任编辑： 尤玉琢
责任校对： 贾　荣
图文制作： 申　彪
责任印制： 吕　越
出 版 人： 曾庆宇
出版发行： 北京科学技术出版社
社　　址： 北京西直门南大街16号
邮政编码： 100035
电　　话： 0086-10-66135495（总编室）　0086-10-66113227（发行部）
网　　址： www.bkydw.cn
印　　刷： 北京顶佳世纪印刷有限公司
开　　本： 787 mm×1092 mm　1/16
字　　数： 350千字
印　　张： 20.25
版　　次： 2024年11月第1版
印　　次： 2024年11月第1次印刷
ISBN 978-7-5714-3569-1

定　　价：220.00元

序　言

笔者初次接触超声检查是在大学四年级（1987年），契机是参加由伊东纮一先生（日本自治医科大学临床病理学名誉教授）主办的研讨会。笔者当时观察的是心脏和腹部脏器，对于如何观察韧带和末梢神经等尚没有概念。那时笔者的想法是，超声是观察内脏的工具。毕业后，笔者走上了整形外科的职业道路，使用过普通X线、CT和MRI等诊断工具。笔者对于运动系统超声是彻头彻尾的门外汉，也完全没有感受到其魅力。

2001年上市的便携型超声诊断设备让笔者改变了想法。2002年，笔者听了Sonic Japan的松崎正史先生、大槻宏芳先生对设备的讲解之后，马上拜托井樋荣二教授（现为日本东北大学整形外科学教授）购入了这套设备。从那之后，笔者与高桥周先生（现为日本气仙沼市立医院整形外科教授）、山本宣幸先生（现为日本东北大学整形外科教授）以及肩关节团队的后辈们一起带着超声设备出门诊、去运动比赛现场，甚至有时会去乡村的集会所，总之，大家对各种超声设备物尽其用。2008年9月，笔者来到了现在工作的日本城东整形外科医院，从那之后，在大约20个月的时间里，笔者参加的与超声相关的演讲、研讨会多达56次，在水谷羊一院长的支持下，笔者接收了30多名来自全日本的研修生。笔者负责的领域也不仅仅局限于整形外科，还扩大到了涉及运动系统的麻醉科（疼痛门诊）、放射科、风湿内科，甚至担负地区医疗重任的综合诊疗科。

在美国、欧洲等国家和地区，影像诊断设备都是由放射科医生管理的。预约制的超声检查制度使能够实时观察病变的超声检查的优势大减。问诊、视诊、触诊的同时进行超声观察，可以直接"冲刺"到达诊断、治疗阶段，这是最有效率的超声检查使用方法。超声设备是医疗工作者强有力的左膀右臂。在许多国家，各专科医生可以自由使用超声诊断设备，日本也不例外。笔者相信在不久的将来，不仅仅是一个科室拥有一台超声诊断设备，而是一个门诊诊室甚至一位医生都可配备一台，这将成为各医院的普遍配置。

应很多相关专业人士的强烈要求，本书详细介绍了身体各部位的超声观察方法。就所涉及的大量运动系统超声解剖这一点来说，本书将对各层次的相关专业读者有所裨益。日本秋田大学放射技师谷口直人先生协助提供了CT数据，秋田大学解剖学教室的阿部宽教授以及各位团队成员提供了数量庞大的解剖学资料，MedicalView 公司的松原熏先生、藤原琢也先生辛苦跟进了本书的策划到发行的整个流程。借此机会，笔者对各位的大力协助表示衷心感谢。

最后，由衷希望本书能为运动系统超声检查的普及做出一点贡献。

皆川洋至

2010 年 5 月

目　　录

第三章　超声诊断上肢　腕关节

第四章　超声诊断上肢　肘关节

第五章　超声诊断上肢　肩关节

第六章 超声诊断下肢 小腿·踝关节

第七章　超声诊断下肢　膝关节

第八章　超声诊断下肢　髋关节·大腿

第一章

快速掌握超声检查技术

运动系统的超声检查方法

　　病史和体格检查是诊断疾病的基础，病变范围及损伤程度与治疗方法的选择及疾病预后直接相关。超声扫查是重要的检查手段，可为疾病的全面评估提供更详细的信息。骨科领域的关节及四肢疼痛和麻痹、关节活动受限和肌无力等功能障碍性疾病都是超声检查的适应证。

1.骨

骨的超声成像

- 超声不能透过骨，只能显示骨的表面轮廓，因此骨在超声下呈连续线状高回声（图1-1）。
- 骨表面特殊的隆起和凹陷在复查的时候可以作为确认位置的标志。

探头操作

- 以疼痛部位特别是压痛点为中心，微调探头以清晰显示出骨的轮廓。

骨病变的诊断要点

- 超声下观察骨轮廓的完整性，观察有无骨折或骨疣（骨刺），以及是否存在风湿或肿瘤病变所伴随的骨质破坏（图1-2）。

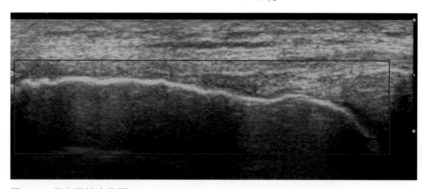

图1-1　骨表面的声像图

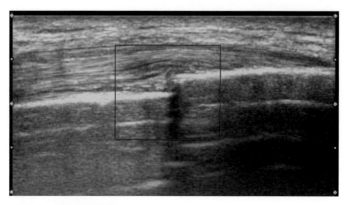

图1-2　骨折的声像图

2. 软骨

软骨的超声成像

- 关节软骨是质地较均匀的组织，完全不反射超声波，超声表现为低回声（图1-3）。
- 凸面的关节软骨在关节屈曲及伸展时可被观察到，凹面的关节软骨则不能被观察到。

- 正常情况下，当声束垂直于关节软骨时，软骨面可呈现出明亮的线条，这些线条可用来计算软骨厚度（图1-4）。
- 半月板（纤维软骨）由不同走向的胶原纤维构成，可反射超声波，呈高回声（图1-5）。

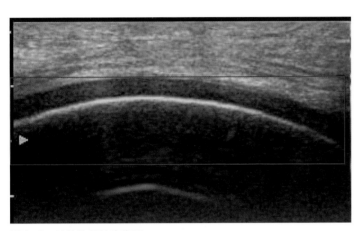

图1-3 关节软骨的声像图

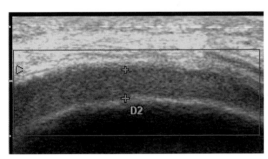

a. 声束不垂直于关节软骨

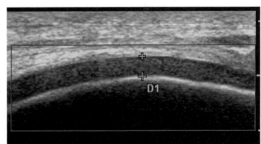

b. 声束垂直于关节软骨

图1-4 计算膝关节软骨的厚度

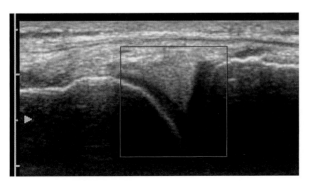

图1-5 半月板的声像图（1）

探头的操作

■ 微调探头方向，使半月板等纤维软骨的三角形断面清晰显示（图1-6）。

　　a. 三角形的半月板和低回声的关节软骨清晰可见。

　　b. 半月板和关节软骨均不清晰，原因是声束与检查部位不垂直。

软骨病变的诊断要点

■ 发生退行性骨关节病时，关节软骨的磨损面呈带状低回声，这是其特征性表现（图1-7）。

■ 半月板断裂时，高回声的三角形纤维软骨内出现线状低回声，这是其特征性表现（图1-8）。

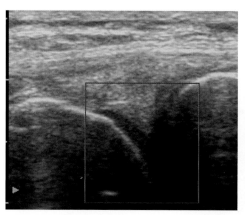

a. 半月板成像清晰

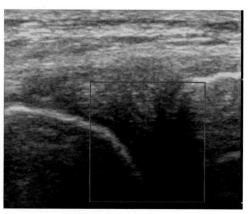

b. 半月板成像不清晰

图1-6　半月板的声像图（2）

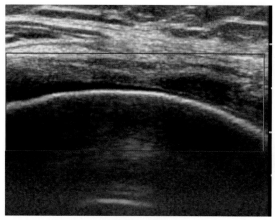

图1-7　退行性骨关节病的声像图

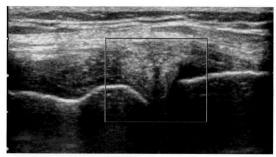

图1-8　半月板断裂的声像图

3. 肌肉

肌肉的超声成像

- 构成肌肉的最小单位是肌纤维（肌细胞），肌纤维组成肌束，肌束组成肌肉。
- 肌束被肌束膜包绕，肌肉被肌外膜和肌膜包绕。
- 肌束呈低回声，肌束膜和肌膜呈高回声（图1-9）。
- 当损伤范围较大并超出探头成像范围时，可使用画面合成、梯形成像或全景模式完整显示病变部位。

探头操作

- 以疼痛最明显的部位、患者主诉部位或触诊时的压痛点为中心进行扫查。

肌肉病变的诊断要点

- 肌肉损伤分为直接外力所致的肌肉挫伤（图1-10）和内部肌力失调所致的肌肉拉伤（图1-11）。
- 以疼痛部位为中心，在长轴和短轴切面观察肌束或肌束膜是否完整以及是否存在血肿。
- 损伤部位的血肿，初期呈低回声，而后在肉芽组织化的病程中呈现高回声。

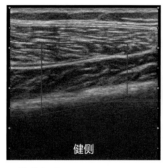 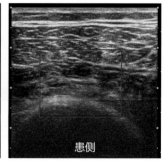

a. 长轴切面　　b. 短轴切面

图1-9　肌膜呈高回声

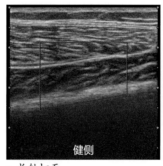 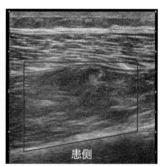

a. 长轴切面

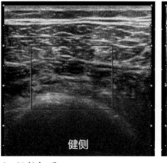 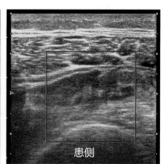

b. 短轴切面

图1-10　肌肉挫伤的声像图

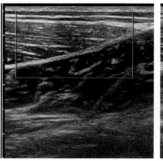 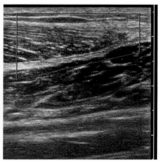

a. 健侧　　b. 患侧

图1-11　肌肉拉伤的声像图

肌腱的超声成像

- 首先在便于区分肌腱与周围组织的长轴切面进行观察。观察肌腱的局部增粗、肌腱内低回声及肌腱的连续性。

- 跟腱或膝腱等沿直线走行的肌腱被腱旁组织包绕（图1-12）。

- 指关节等关节处的肌腱走行方向不同，被腱鞘包绕（图1-13）。

- 腱旁组织难以鉴别，腱鞘为薄的低回声结构。

- 与胶原纤维同向且规整排列的肌腱呈纤维形态（fibrillar pattern）。

  *纤维形态：在长轴切面，多条线状高回声结构呈层状排列。

- 短轴切面显示腱鞘增大时，可以使用双画面模式与健侧对比观察。

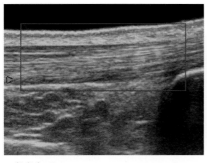 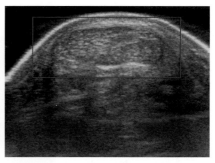

a. 长轴切面　　　　　　　　　　b. 短轴切面

图1-12　被腱旁组织包绕的肌腱（跟腱）的声像图

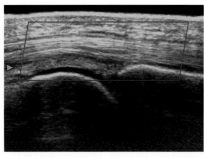 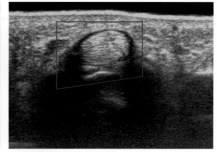

a. 长轴切面　　　　　　　　　　b. 短轴切面

图1-13　被腱鞘包绕的肌腱（手指屈肌腱）的声像图

探头操作

- 肌腱容易受到各向异性的影响，检查时，通过微调探头尽量使声束垂直于肌腱（图1-14）。

肌腱病变的诊断要点

- 肌腱炎的特征表现为肌腱局部增大、纤维束间隙增大及肌腱内存在低回声区域（图1-15）。

- 腱鞘炎的特征表现为低回声的腱鞘增厚（图1-16）。

- 肌腱断裂的特征表现为纤维中断且其间存在低回声区域（血肿）（图1-17）。

- 通过被动运动可以确定肌腱的不连续性。

- 肌腱炎和腱鞘炎同时存在的情况较为常见，可使用双画面模式，有利于与健侧对比，发现病变。

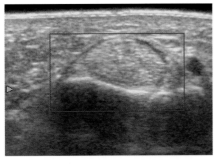

a. 声束垂直

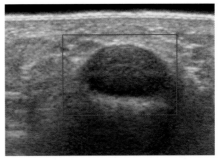

b. 声束不垂直

图1-14 受各向异性影响的肌腱声像图

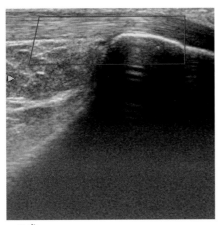

a. 正常

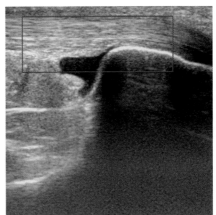

b. 肌腱炎

图1-15 肌腱炎的声像图（跟腱长轴切面）

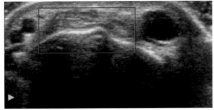

a. 正常

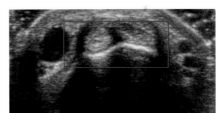

b. 腱鞘炎

图1-16 腱鞘炎的声像图（伸肌腱第1区短轴切面）

图1-17 肌腱断裂的声像图（跟腱长轴切面）

韧带的超声成像

- 韧带由密度较高的胶原纤维组成，它们在长轴切面紧凑排列，呈纤维形态（图1-18）。

- 为了复查时能准确定位，找准韧带两端附着的骨的特征性轮廓是检查的基础。

- 主要用长轴切面进行观察。

探头操作

- 进行内翻、外翻、拉伸等活动的同时观察。保持韧带附着的骨的轮廓始终处于画面中。

韧带病变的诊断要点

- 韧带断裂的特征性表现为韧带增粗，呈低回声。

- 断端常不能清晰显示，施压后出现的异常可移动部分可推测为断裂部分。

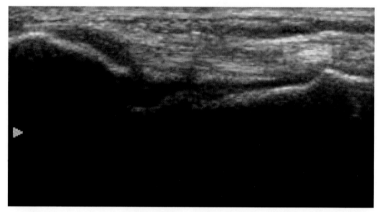

a. 正常

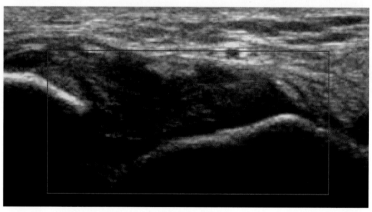

b. 断裂

图1-18　韧带的声像图（距腓前韧带长轴切面）

6. 末梢神经

末梢神经的超声成像

- 神经纤维束呈低回声，神经外膜及神经束膜呈高回声。

- 数条神经纤维被神经束膜包绕，形成神经纤维束，多条神经纤维束被神经外膜包绕形成末梢神经（图 1-19）。

- 外伤或生理性卡压部位（腕管、肘管、Guyon 管、旋后肌腱弓、跗管等）是观察的重点。

- 在长轴切面可清楚观察到神经是否被周围组织（特别是囊肿、骨疣等病变）压迫以及神经的局部增粗。

- 观察神经的超声辉度变化或局灶性增粗时使用双画面模式，与健侧对比观察。

- 在临床上，观察疑似神经病变的部位时主要使用短轴切面。

探头操作

- 以主要病变部位为中心，先使用短轴切面由近及远地观察，然后将探头旋转90°，使用长轴切面观察。

末梢神经病变的诊断要点

- 神经卡压性病变在早期无明显异常表现，随着时间的推移可观察到卡压部位附近的假性神经瘤。

- 在外伤性末梢神经损伤中，受到压迫或拉伸的神经呈高回声。

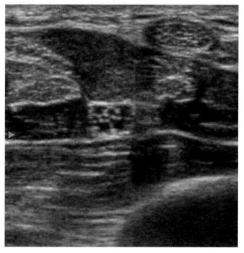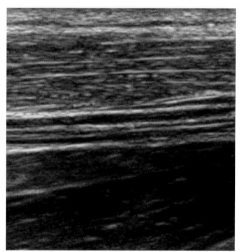

a. 短轴切面 　　b. 长轴切面

图 1-19　正中神经的声像图

7. 血管

血管的超声成像

- 由于血液完全不反射超声波，血管腔呈低回声。

- 动脉有发达的平滑肌层所以管壁较厚，而且含有弹性纤维，与静脉相比不易被

压迫变形（图 1-20）。

- 用彩色多普勒血流显像法检测血流的方向和速度（图 1-21a），用能量多普勒检测血流的有无（图 1-21b）。

探头操作

■ 检查静脉时，避免探头过于用力压迫，操作时力度要轻柔。

血管病变的诊断要点

■ 观察组织炎症、组织修复所伴随的血管增生以及骱板内侵入的血管（图1-22）。

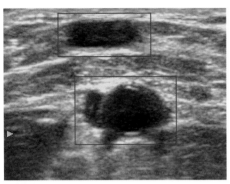
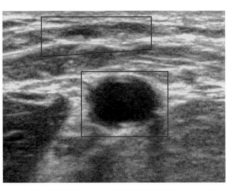

a. 探头轻轻压迫

b. 探头用力压迫

图1-20　血管的声像图

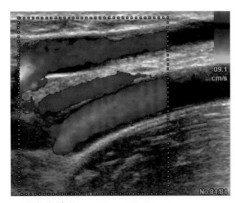
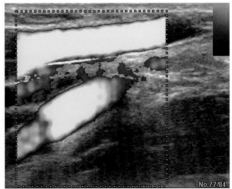

a. 彩色多普勒

b. 能量多普勒

图1-21　血流的声像图

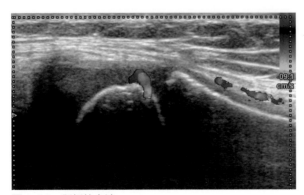

图1-22　骱板的血流

第二章

超声诊断上肢
手

手的超声检查包括掌侧、桡侧、尺侧、背侧 4 个方向的扫查。

掌侧
① 屈肌腱
- 拇长屈肌腱
- 指浅屈肌腱
- 指深屈肌腱
② 腱鞘
③ 掌板
④ 手内肌
- 大鱼际肌
  - 拇短展肌
  - 拇短屈肌
  - 拇对掌肌
  - 拇收肌
- 小鱼际肌
  - 掌短肌
  - 小指展肌

- 小指短屈肌
- 小指对掌肌
- 掌中间肌
  - 蚓状肌
  - 骨间掌侧肌
  - 骨间背侧肌

桡侧、尺侧
① 侧副韧带
- 桡侧副韧带
- 尺侧副韧带

背侧
① 伸肌腱
- 拇长伸肌腱
- 拇短伸肌腱
- 示指伸肌腱
- 指伸肌腱
- 小指伸肌腱

基础知识

- 手的关节由近端向远端依次为腕掌关节（CM 关节）、掌指关节（MP 关节）、近端指间关节（PIP 关节）及远端指间关节（DIP 关节）。
- 指骨由近端到远端依次为近节指骨、中节指骨、远节指骨，其中拇指无中节指骨（也有人认为中节指骨与远节指骨融合）（下图）。每节指骨分为底、体、滑车。近节指骨底为卵圆形的凹陷的关节面，与掌骨头相对，远节指骨远侧端掌面的膨大粗糙称为远节指骨粗隆。
- 手和手指的重要功能是抓和握，这有赖于拇指的对掌运动及示指到小指的掌指关节和指间关节的屈曲运动。

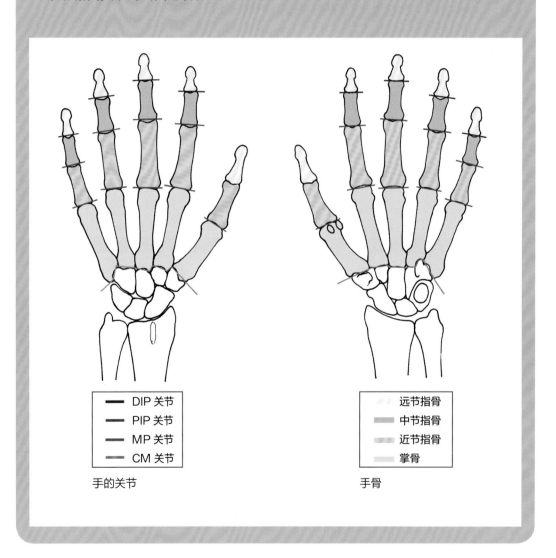

手的关节	手骨
━ DIP 关节 ─ PIP 关节 ▬ MP 关节 ─ CM 关节	▨ 远节指骨 ▨ 中节指骨 ▨ 近节指骨 ▨ 掌骨

掌侧扫查

手掌侧的超声检查主要观察引起狭窄性腱鞘炎（扳机指）的纤维鞘（A1 滑车）和屈肌腱的病变，以及手指戳伤时容易损伤的掌板及其近端附着部位的游离骨片。

检查体位

体位：患者坐位，肘关节屈曲，前臂外旋，手指伸直，在手掌放置探头观察长轴及短轴切面。下图 a、b 使用的是常规的高频线阵探头，c、d 使用的是高频线阵"曲棍球棒"探头。

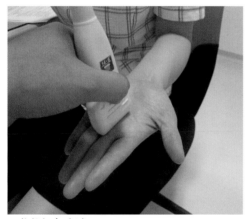

a. 长轴扫查（1）

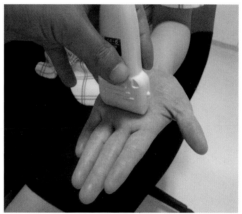

b. 短轴扫查（1）

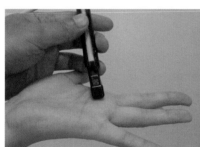

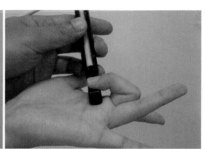

c. 短轴扫查（2）

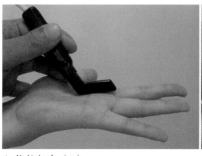

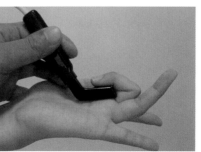

d. 长轴扫查（2）

掌侧扫查时放置探头的位置

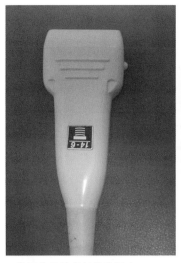
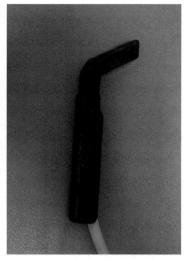

a.常规使用的高频线阵探头

b. 手指最大屈曲位进行观察时使用的高频线阵"曲棍球棒"探头

两种类型的探头

检查顺序

拇指的屈肌腱

Step1　观察拇长屈肌腱的长轴切面

探头移动

以掌指关节为中心，在拇指掌侧放置探头。

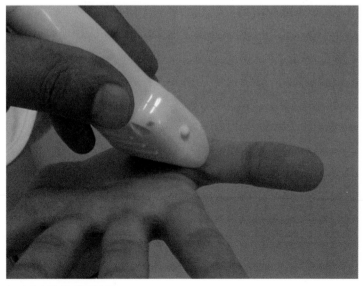

探头在拇指的放置位置
探头倾斜 60°，置于拇指掌侧

探头移动

在掌指关节附近观察，可见拇长屈肌腱、A1 滑车及掌板。

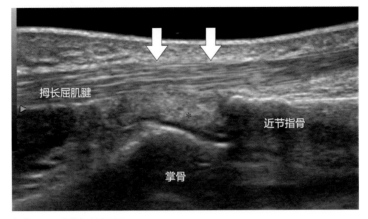

拇长屈肌腱的长轴切面

超声下拇长屈肌腱呈纤维形态，A1 滑车位于掌指关节正上方，呈低回声（白色箭头），掌板呈高回声（*）

探头移动

分别向桡侧和尺侧平移，可观察到两个籽骨。

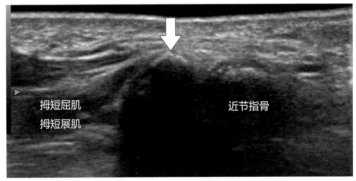

a. 桡侧籽骨

拇短屈肌、拇短展肌通过桡侧籽骨（白色箭头）附着于拇指近节指骨

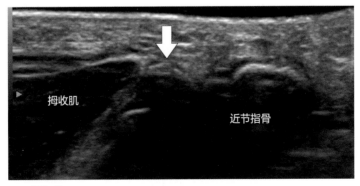

b. 尺侧籽骨

拇收肌通过尺侧籽骨（白色箭头）附着于拇指近节指骨

拇长屈肌腱（长轴切面）

拇长屈肌

- 起自桡骨前面和骨间膜，止于拇指远节指骨底。
- 功能为屈曲掌指关节及指间关节。
- 受正中神经支配。

拇长屈肌
引自林典雄《功能解剖触诊技术用于康复治疗：上肢》（2005）

拇指的籽骨

- 拇指掌指关节掌板处的桡侧和尺侧各有1个籽骨。通常桡侧籽骨比尺侧籽骨大。
- 桡侧籽骨有拇短屈肌和拇短展肌附着，尺侧籽骨有拇收肌的部分肌纤维附着。

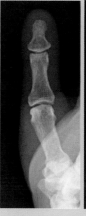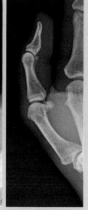

桡侧和尺侧籽骨

Q 拇指扳机指的超声表现是什么？

引起拇长屈肌腱滑动异常的扳机指，多伴有A1滑车、掌板及拇长屈肌腱的增厚。

屈伸运动时A1滑车柔和的曲线消失。

正常情况下拇指的屈伸运动伴随着拇长屈肌腱的滑动，在最大屈曲位时可观察到附近A1滑车的柔和曲线。

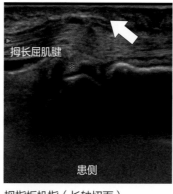

拇指扳机指（长轴切面）
可观察到A1滑车（白色箭头）、拇长屈肌腱和掌板（＊）均增厚

Q 拇指戳伤的超声表现是什么？

拇指戳伤常引起掌板损伤，此时可见掌板增厚，近端呈低回声（血肿）。

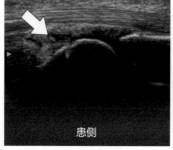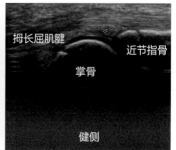

拇指掌板损伤（长轴切面）
可观察到掌板（＊）增厚，近端呈低回声（白色箭头）

Step2 观察拇长屈肌腱的短轴切面

探头移动

探头旋转 90°，在短轴切面显示掌指关节近端。

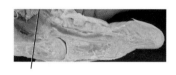
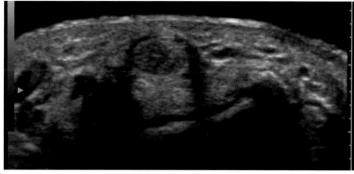

掌指关节近端平面

探头移动

探头略向远端平移，观察两个籽骨。

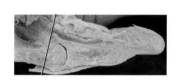
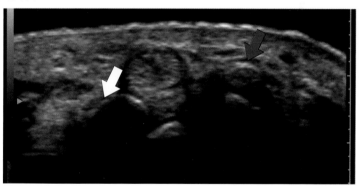

籽骨平面

可观察到桡侧籽骨（白色箭头）和尺侧籽骨（红色箭头）

探头移动

为避免各向异性导致拇长屈肌腱呈现低回声，微调探头的方向确保其呈高回声。

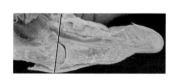
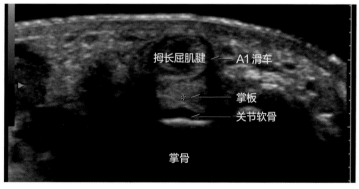

拇长屈肌腱 —— A1 滑车

* —— 掌板

关节软骨

掌骨

掌骨头平面

籽骨是进行左右比较时使用的骨性标志。在掌骨头平面，由深到浅依次排列着线状高回声的掌骨、层状低回声的关节软骨、高回声的掌板、圆形高回声的拇长屈肌腱。拇长屈肌腱被低回声的 A1 滑车包绕

探头移动

探头向近节指骨底移动，观察拇长屈肌腱。

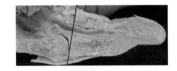

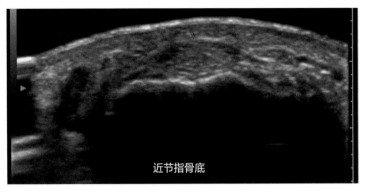

近节指骨底

近节指骨底平面

可观察到拇长屈肌腱（*）

局部解剖

拇长屈肌腱鞘

● 拇长屈肌腱被 A1 滑车、斜行滑车和 A2 滑车这 3 个纤维性腱鞘的滑车围绕。

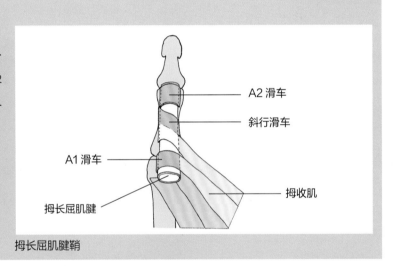

A2 滑车

斜行滑车

A1 滑车

拇长屈肌腱

拇收肌

拇长屈肌腱鞘

Q 比较拇指扳机指和健侧时需注意些什么？

检查拇指扳机指时，常使用双画面模式与健侧进行对比，以桡侧籽骨及尺侧籽骨为骨性标志。这样复查时也容易定位。

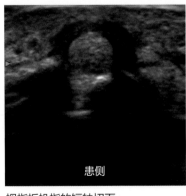

患侧

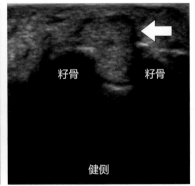

籽骨　　籽骨

健侧

拇指扳机指的短轴切面

与健侧的 A1 滑车（白色箭头）相比，患侧的回声强度低，还可见卵圆形高回声的拇长屈肌腱（增厚）

扳机指

扳机指（trigger finger）的表现为关节屈曲后难以伸展，借助外力使其伸展时，阻力突然解除，像弹簧一样瞬间弹出。阻力突然解除的瞬间有强烈的疼痛。扳机指是日常诊疗中的常见病，发病率约为3%，女性为男性的2.5倍，近年来的研究认为扳机指与糖尿病有一定的相关性。最容易发病的是拇指，其次是中指、环指。小指和示指的扳机指偶见。

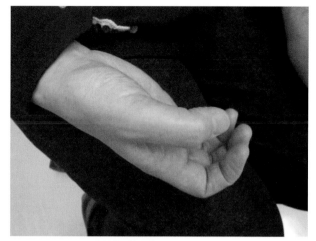

拇指扳机指，指间关节屈曲位

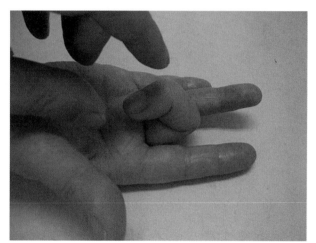

中指扳机指，近端指间关节、远端指间关节屈曲位

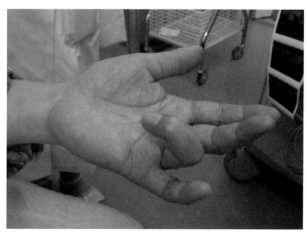

环指扳机指，近端指间关节、远端指间关节屈曲位

典型的扳机指呈现闭锁状态

示指到小指的屈肌腱

拇指指间关节的屈肌腱只有 1 条（拇长屈肌腱）；在示指到小指，近端指间关节、远端指间关节的屈肌腱有 2 条（指浅屈肌腱和指深屈肌腱）。在一定程度上，区分指浅屈肌腱和指深屈肌腱是非常必要的。在观察这 2 条肌腱的运动时，应使用高频线阵"曲棍球棒"探头。

Step1 观察指浅屈肌腱长轴切面和指深屈肌腱长轴切面

探头移动

以掌指关节为中心，在掌侧垂直放置探头。

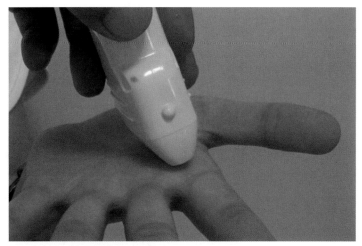

观察示指到小指时的探头放置方法

探头垂直于掌面

探头移动

探头放置于掌指关节附近，观察指浅屈肌腱、指深屈肌腱、A1 滑车及掌板。

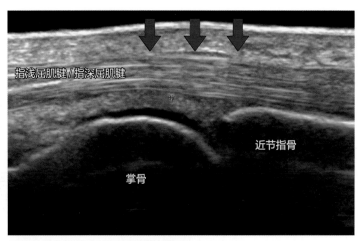

掌指关节的掌侧（指屈肌腱长轴切面）

指浅屈肌腱、指深屈肌腱呈纤维形态。A1 滑车（红色箭头）位于掌指关节正上方，呈低回声，掌板（＊）呈高回声

探头移动

探头置于近端指间关节及远端指间关节附近观察掌侧。观察手指屈伸时指浅屈肌腱、指深屈肌腱和滑车的活动。

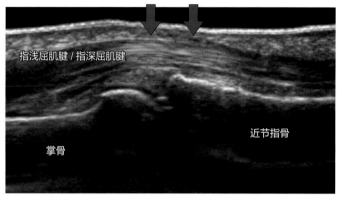

a. 近端指间关节的掌侧

在掌板（＊）的正上方可观察到 A3 滑车（红色箭头）

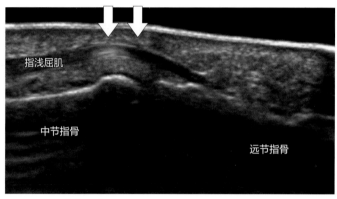

b. 远端指间关节的掌侧

在掌板（＊）的正上方可观察到 A5 滑车（白色箭头）

指屈肌腱长轴切面

Q 扳机指常引起哪些结构增厚呢？

扳机指常引起指浅屈肌腱、指深屈肌腱和 A1 滑车增厚，导致指浅屈肌腱和指深屈肌腱滑动异常。

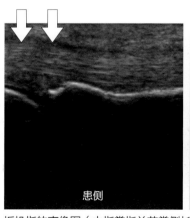
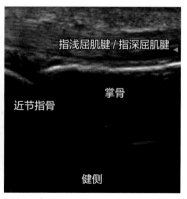

扳机指的声像图（中指掌指关节掌侧长轴切面）

A1 滑车（白色箭头）、指浅屈肌腱和指深屈肌腱增厚

进行轻度屈伸运动时，指浅屈肌腱和指深屈肌腱的活动基本属于连带运动，发生扳机指时指浅屈肌腱的活动变得困难，用力屈曲时 A1 滑车的柔和曲度也消失。

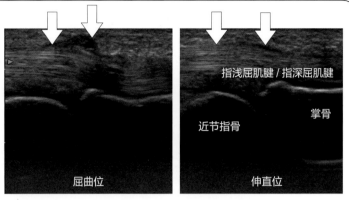

活动时观察扳机指（中指掌指关节掌侧长轴切面）

用力屈曲时，正常 A1 滑车（白色箭头）可见柔和的曲度，出现扳机指时 A1 滑车增厚、变硬，柔和曲度消失

Q 手指掌侧基底部出现的质地坚硬的小隆起是什么？

在手指掌侧基底部出现的质地坚硬伴有压痛的小隆起，大多是 A1 滑车及其近旁的囊肿。

声像图上，小隆起呈内部均一的圆形或卵圆形低回声，比较容易辨认。来自腱鞘的囊肿不随着手指屈伸运动而移动，这是它的特点。

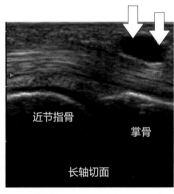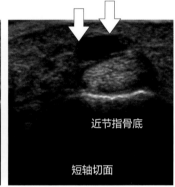

屈肌腱鞘囊肿（中指掌指关节掌侧）

在 A1 滑车掌侧可观察到呈低回声的卵圆形囊肿（白色箭头）

Q 观察掌板损伤需注意什么？

手指戳伤容易导致掌板损伤，应重点观察掌板增厚、近端低回声区域（血肿）及远端的骨折。此外，过伸位可观察到骨片。

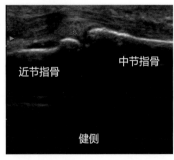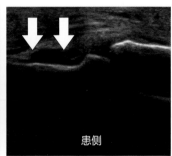

a. 掌板近端损伤

在患侧掌板（*）远端可观察到断裂处呈低回声（白色箭头）

掌板损伤的声像图（示指近端指间关节掌侧长轴切面）

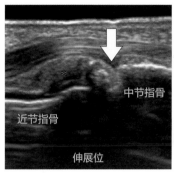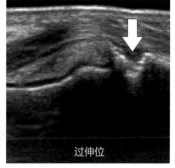

b. 掌板远端的损伤

可观察到骨折（白色箭头）和掌板增厚（＊），过伸位可见到不稳定的骨片

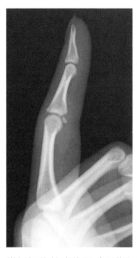

c. 掌板断裂骨折的 X 线片

超声检查可观察到骨片附近掌板的状态并可动态观察骨片，效果优于 X 线检查

掌板损伤的声像图（示指近端指间关节掌侧长轴切面）（续）

局部解剖 |||

指浅屈肌和指深屈肌

- 指浅屈肌起自肱骨内上髁、尺骨近端内侧及桡骨近端前方，分为 4 条肌腱，止于示指到小指的中节指骨体两侧。

- 指深屈肌起自尺骨前方和骨间膜，止于示指到小指的远节指骨底。

- 指浅屈肌的功能是屈曲近端指间关节、使腕关节掌屈，指深屈肌的功能是屈曲远端指间关节、使腕关节掌屈。两者都受正中神经支配。

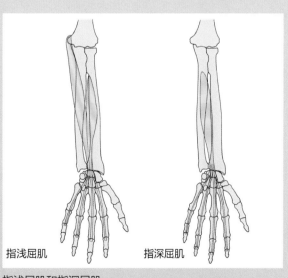

指浅屈肌　　　　指深屈肌

指浅屈肌和指深屈肌

引自林典雄《功能解剖触诊技术用于康复治疗：上肢》（2005）

示指到小指的屈肌腱鞘

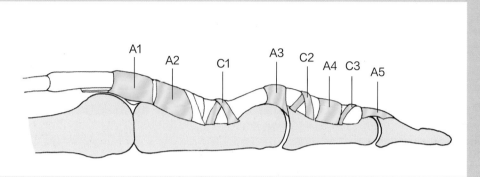

示指到小指的屈肌腱鞘

掌板（近端指间关节断面）

● 掌板具有限制手指的过伸的功能，手指屈曲时近端的膜状结构松弛。

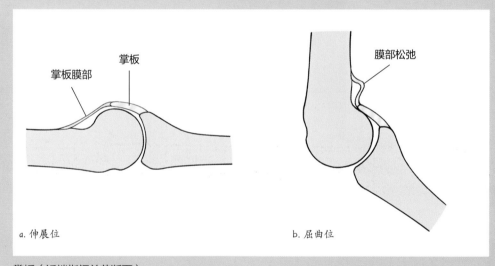

a. 伸展位   b. 屈曲位

掌板（近端指间关节断面）

check-rein 韧带

● check-rein 韧带在尺侧和桡侧各有 1 条，连接近端指间关节掌板的近端和 A2 滑车远端的内侧。

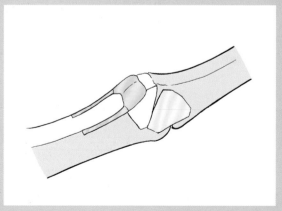

check-rein 韧带

Step2　观察指浅屈肌腱短轴切面和指深屈肌腱短轴切面

探头移动

探头回转90°，在短轴切面显示掌指关节近端。

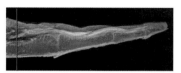

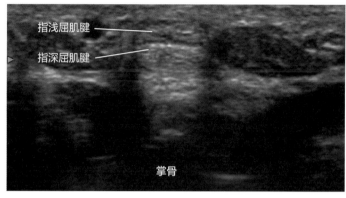

掌骨平面

探头移动

探头向远端平移，观察指浅屈肌腱、指深屈肌腱以及掌板。

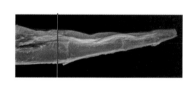

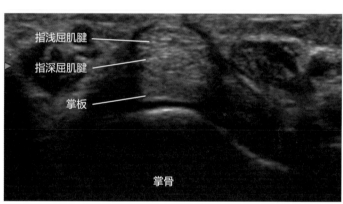

掌指关节近端平面

在掌板的深层可观察到掌骨头的关节软骨呈带状低回声

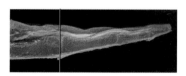

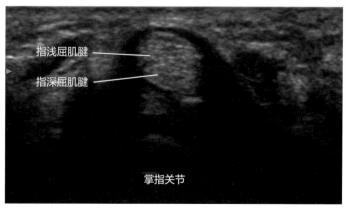

掌指关节平面

不能看到掌板深层骨的高回声轮廓

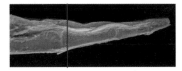

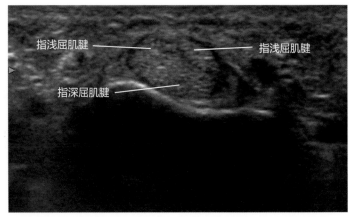

指浅屈肌腱　　指浅屈肌腱

指深屈肌腱

掌指关节远端平面

在凹陷的近节指骨底可观察到指浅屈肌腱的两个脚和指深屈肌腱

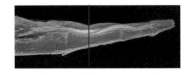

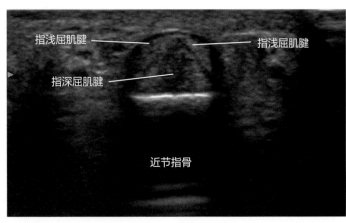

指浅屈肌腱　　指浅屈肌腱

指深屈肌腱

近节指骨

近节指骨体近端平面

在平滑的近节指骨体的上方可观察到指浅屈肌腱的两个脚和指深屈肌腱

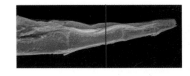

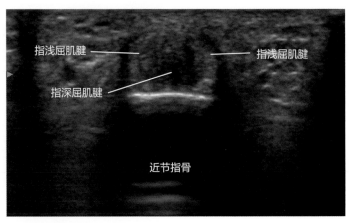

指浅屈肌腱　　指浅屈肌腱

指深屈肌腱

近节指骨

近节指骨体远端平面

指浅屈肌腱向桡侧及尺侧分为两个脚

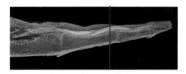

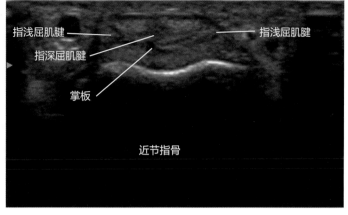

指浅屈肌腱　　指浅屈肌腱
指深屈肌腱
掌板
近节指骨

近端指间关节近侧平面
在凹陷的近节指骨滑车的表面可观察到掌板。指浅屈肌腱向桡侧和尺侧分为两股，两者之间是指深屈肌腱

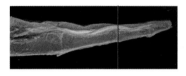

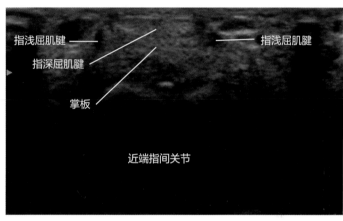

指浅屈肌腱　　指浅屈肌腱
指深屈肌腱
掌板
近端指间关节

近端指间关节平面
在掌板深层完全不能看到骨的高回声轮廓

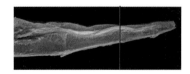

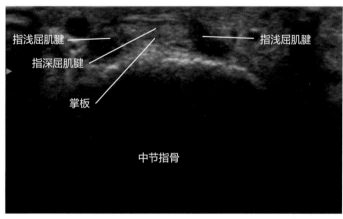

指浅屈肌腱　　指浅屈肌腱
指深屈肌腱
掌板
中节指骨

近端指间关节远侧平面
附着于中节指骨的指浅屈肌腱分为桡尺两股，受各向异性的影响呈低回声

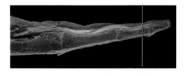

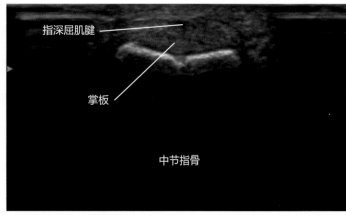

指深屈肌腱

掌板

中节指骨

远端指间关节近侧平面

在中节指骨滑车的上方可观察到掌板及指深屈肌腱

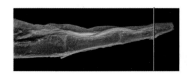

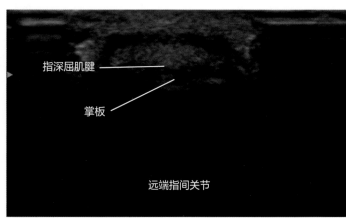

指深屈肌腱

掌板

远端指间关节

远端指间关节平面

几乎无法观察到掌板深层呈高回声的骨

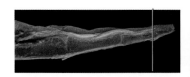

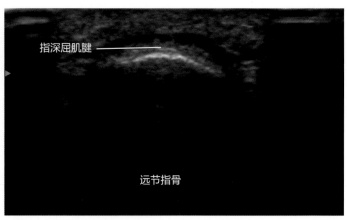

指深屈肌腱

远节指骨

远端指间关节远侧平面

可观察到附着于远节指骨的指深屈肌腱

Q 手指处于伸直位时屈肌腱的超声图像有何特点?

指浅屈肌腱在掌指关节平面分为桡侧支和尺侧支,附着于中节指骨。手指伸直时,指浅屈肌腱和指深屈肌腱在短轴切面显示出特殊的形状。

指浅屈肌腱和指深屈肌腱在短轴切面掌指关节平面表现为饭团的形状,在近节指骨底表现为蜻蜓脸的形状,在近节指骨体表现为犬脸的形状,在近节指骨远端平面则表现为桃形。

犬脸和桃形的边界位于A2滑车远端,最厚的部位是常发生扳机指的部位。

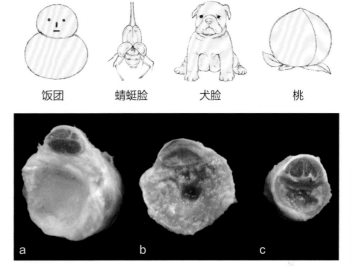

饭团　　蜻蜓脸　　犬脸　　桃

左手中指短轴切面

a. 掌指关节平面(饭团);b. 近节指骨体平面(犬脸);c. 近节指骨远端平面(桃形)

手内肌

手掌拇指侧的肌性隆起为大鱼际,小指侧的肌性隆起为小鱼际,两者之间的部位称为手掌。

Step1　观察大鱼际肌短轴切面

[探头移动]

探头垂直于大鱼际肌中央放置,观察大鱼际肌短轴切面。

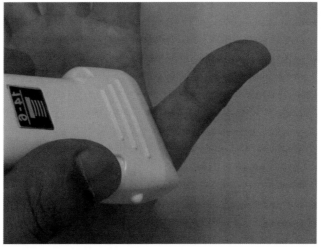

观察大鱼际肌时的探头放置(短轴切面)

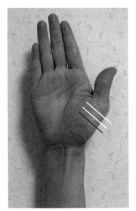
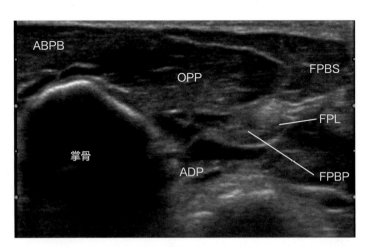

a. 拇指掌骨近端平面

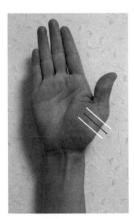
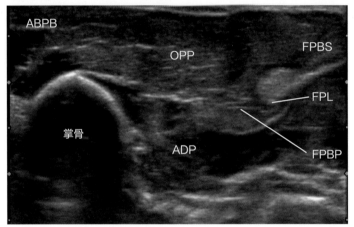

b. 拇指掌骨中央平面
可观察到附着于掌骨桡侧的拇对掌肌

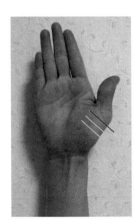

c. 拇指掌骨远端平面
可观察到附着于掌骨尺侧的拇收肌

大鱼际肌短轴切面

呈卵圆形高回声的拇长屈肌腱（FPL）位于拇短屈肌浅头（FPBS）和拇短屈肌深头（FPBP）之间，拇收肌（ADP）在其尺侧走行，拇对掌肌（OPP）和拇短展肌（ABPB）分别在其桡侧深层、浅层走行

Step2 观察大鱼际肌长轴切面

探头移动

探头回转 90°，显示大鱼际肌的长轴切面。

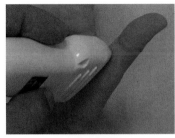

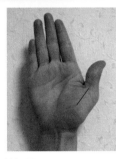

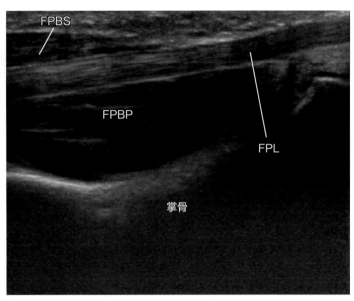

大鱼际肌长轴切面

大鱼际肌的肌腹呈低回声，拇长屈肌腱（FPL）呈带状高回声，在其内侧走行

FPBP—拇短屈肌深头；FPBS—拇短屈肌浅头

局部解剖

大鱼际肌

- 大鱼际肌由 4 块肌肉构成，受正中神经及尺神经支配。
- 拇短展肌、拇对掌肌、拇短屈肌受正中神经支配，拇收肌受尺神经支配。

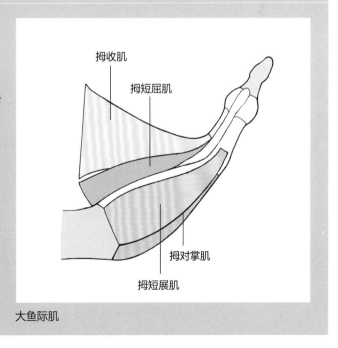

大鱼际肌

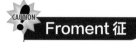

Froment 征

尺神经麻痹的患者撕纸时，拇指指间关节处于屈曲位（红色箭头），而非伸直位。这是由于拇收肌（尺神经支配）无力，拇长屈肌(正中神经支配)进行代偿。

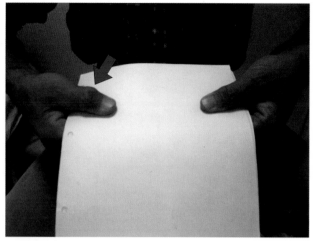

Froment 征

Step3　观察小鱼际肌短轴切面

探头移动

探头垂直于小鱼际肌的中央，观察小鱼际肌短轴切面。

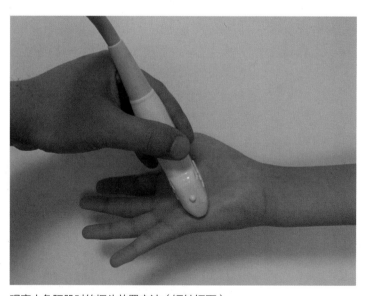

观察小鱼际肌时的探头放置方法（短轴切面）

探头移动

观察浅层的掌短肌，中间层的尺侧小指展肌、桡侧小指短屈肌以及深层的小指对掌肌。

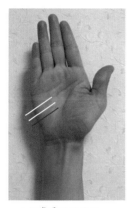

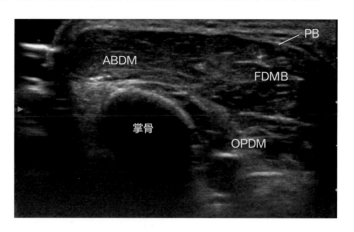

a. 小指掌骨近端平面

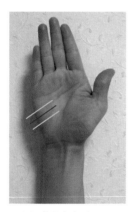

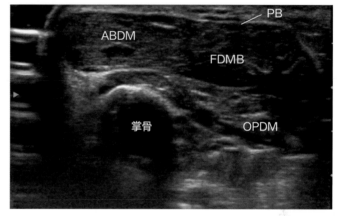

b. 小指掌骨中央平面
可观察到小指对掌肌附着于掌骨桡侧面

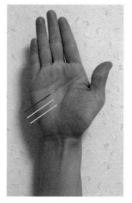

c. 小指掌骨远端平面
不能观察到小指对掌肌的起始部位

小鱼际肌短轴切面
浅层有掌短肌（PB）走行，中间层尺侧为小指展肌（ABDM）、桡侧为小指短屈肌（FDMB），深层为小指对掌肌（OPDM）

Step4　观察小鱼际肌长轴切面

探头移动

探头回转 90°，垂直放置于小鱼际肌上，观察小鱼际肌长轴切面。

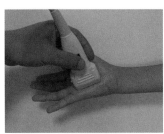

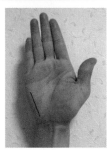

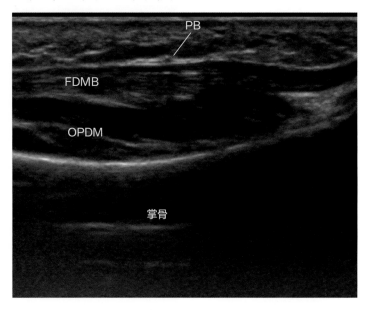

小鱼际肌长轴切面

可观察到掌骨上方小鱼际肌的 3 层结构：深层的小指对掌肌（OPDM）、中间层的小指短屈肌（FDMB）以及表层的掌短肌（PB）

局部解剖

小鱼际肌

● 小鱼际肌由 4 条肌肉构成，受尺神经支配。

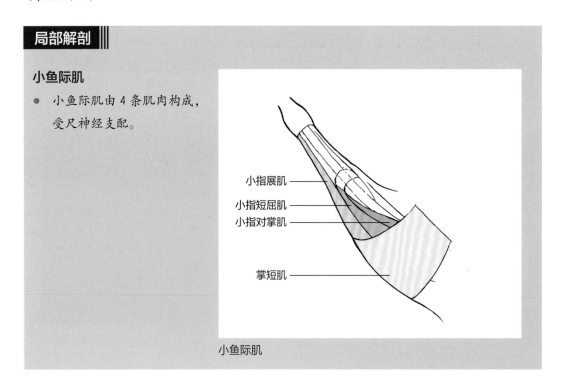

小鱼际肌

Step5　观察蚓状肌、骨间掌侧肌

探头移动

探头垂直于手掌，观察短轴切面。

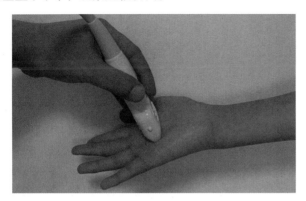

探头在手掌的放置方法（短轴切面）

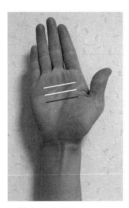

a. 掌骨近端平面

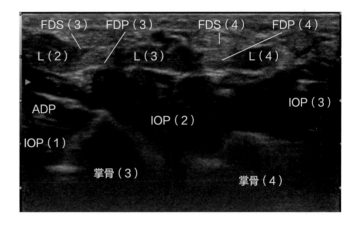

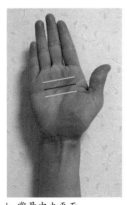

b. 掌骨中央平面

骨间掌侧肌在此处分离，容易识别

蚓状肌、骨间掌侧肌的短轴切面

蚓状肌（L）在所有指深屈肌（FDP）的桡侧以及中指和环指的指深屈肌尺侧可被观察到，骨间掌侧肌（IOP）

在示指掌骨尺侧及环指和小指掌骨桡侧可被观察到

ADP—拇收肌；FDS—指浅屈肌

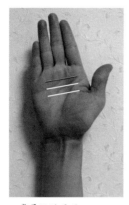

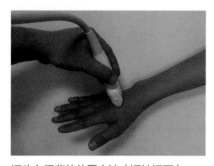

c. 掌骨近端平面

骨间掌侧肌进入掌骨中，不易识别

蚓状肌、骨间掌侧肌的短轴切面（续）

L—蚓状肌

Step6 观察骨间背侧肌、骨间掌侧肌

探头移动

探头垂直于手背，观察短轴切面。

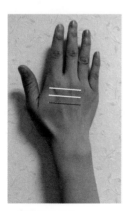

探头在手背的放置方法（短轴切面）

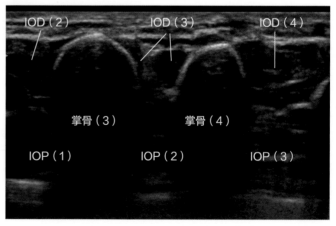

a. 掌骨近端平面

骨间背侧肌、骨间掌侧肌的短轴切面

可观察到骨间背侧肌在掌骨间分为 2 个头

IOD—骨间背侧肌；IOP—骨间掌侧肌

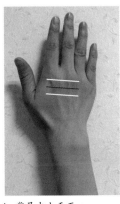

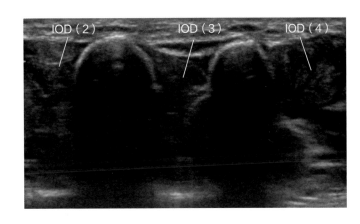

b. 掌骨中央平面

骨间背侧肌的两个头融合

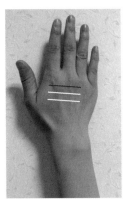

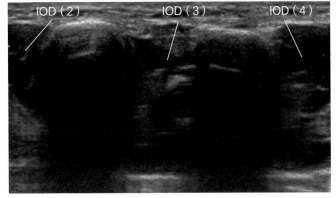

c. 掌骨远端平面

骨间背侧肌向远端走行、变细

骨间背侧肌、骨间掌侧肌的短轴切面（续）

IOD—骨间背侧肌；IOP—骨间掌侧肌

局部解剖

掌中间肌

- 掌中间肌是蚓状肌、骨间背侧肌和骨间掌侧肌的总称，除第 1、2 蚓状肌以外的掌中间肌受尺神经支配。所以，尺神经麻痹时第 3、4 蚓状肌麻痹，导致环指、小指的掌指关节过伸，近端指间关节和远端指间关节屈曲呈爪形手畸形。

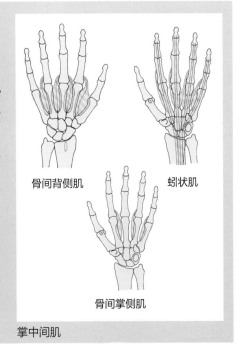

骨间背侧肌　　　蚓状肌

骨间掌侧肌

掌中间肌

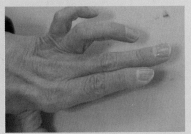

爪形手畸形

桡侧、尺侧扫查

主要以手指戳伤时容易损伤的侧副韧带为中心进行观察。

侧副韧带在所有指关节的桡侧及尺侧各有1条，分别称为桡侧副韧带和尺侧副韧带。

侧副韧带的损伤在拇指掌指关节以及示指到小指的近端指间关节较多见。

检查体位

体位：患者坐位，前臂内旋、手指伸展。观察近端指间关节及远端指间关节时，通常使用高频线阵探头；观察掌指关节时，通常使用高频线阵"曲棍球棒"探头。

检查顺序

Step1 观察拇指掌指关节侧副韧带

探头移动

探头放置在拇指掌指关节的桡侧及尺侧，观察长轴切面。

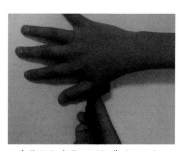

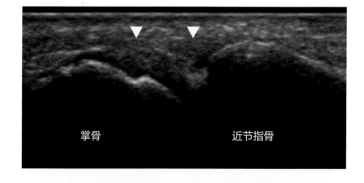

掌骨　　　　　　　　近节指骨

a. 在桡侧扫查桡侧副韧带（RCL）

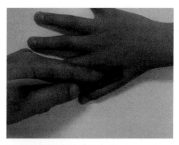

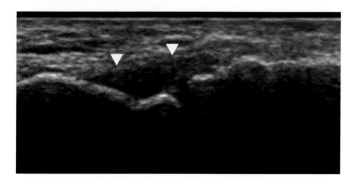

b. 在尺侧扫查尺侧副韧带（UCL）
拇指掌指关节侧副韧带的长轴切面

Q 掌指关节侧副韧带损伤的超声特点是什么？

在拇指掌指关节肿胀及有剧
烈压痛的地方放置探头进行观察，
患处表现为低回声。

侧副韧带肿胀是损伤的特征
性表现，应与健侧对比观察。

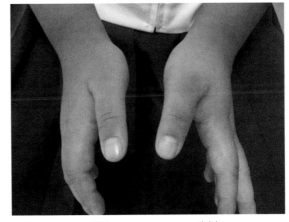

健侧　　　　　患侧

拇指掌指关节侧副韧带损伤

Q 施压检查的要点是什么？

施压检查时注意左右
对比。

健康人左右存在差异
的情况也很多见，注意锁
定骨的位置观察韧带。

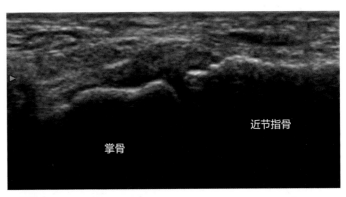

近节指骨

掌骨

a. 无压力

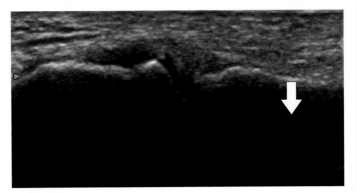

b. 外旋施压

拇指掌指关节施压检查

Q 拇收肌腱膜的近端见韧带断端，是什么损伤？

在拇指掌指关节的尺侧、拇收肌腱膜的近端可见韧带断端，称为 Stener 病变。

拇指以外的掌指关节侧副韧带损伤以小指桡侧副韧带损伤较为多见，表现为小指内收受限。与拇指尺侧副韧带损伤所致的 Stener 病变相对应，小指桡侧断端的较大移位称为 Stener 样病变。

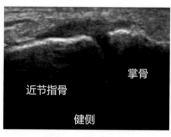
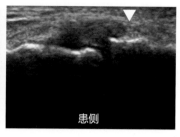

近节指骨　掌骨　健侧　患侧

Stener 病变

与健侧相比，患侧侧副韧带肿胀，呈低回声。在拇收肌腱膜的近端可观察到韧带的断端（白色三色箭头）

Step2　观察示指到小指的侧副韧带

探头移动

在近端指间关节的桡侧及尺侧放置探头，观察侧副韧带长轴切面。

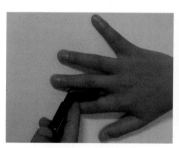
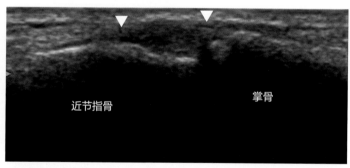

近节指骨　掌骨

a. 在桡侧扫查桡侧副韧带（RCL）

可观察到附着于掌骨头的右斜面到近节指骨基底部的桡侧副韧带

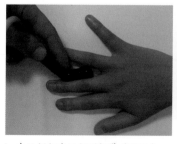
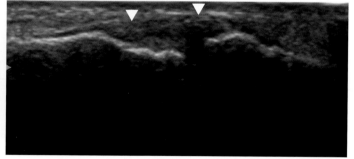

b. 在尺侧扫查尺侧副韧带（UCL）

可同时观察到 UCL 和 RCL

40　近端指间关节侧副韧带长轴切面

Q 近端指间关节挫伤的超声特征是什么？

近端指间关节挫伤时，在肿胀及压痛剧烈的地方放置探头，可见侧副韧带肿胀、呈低回声。这是韧带断裂的表现，可与健侧对比进行判断。

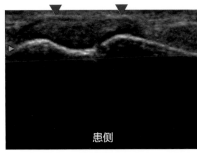 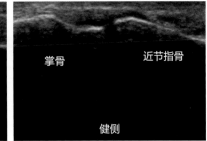

近端指间关节侧副韧带损伤的长轴切面

与健侧相比，患侧侧副韧带肿胀、呈低回声（红色三色箭头）

Q 观察近端指间关节脱臼时需要注意些什么？

外力作用导致的近端指间关节脱臼，应在进行关节复位的同时对侧副韧带、掌板的损伤状态做出评估，这是非常重要的。

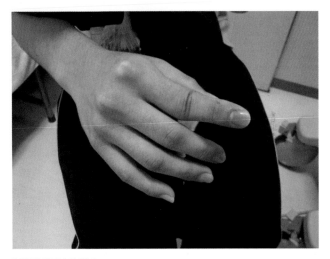

近端指间关节脱臼

中节指骨相对近节指骨向掌侧脱臼，脱臼复位后超声检查，可见尺侧副韧带和掌板的损伤

背侧扫查

手的背侧扫查的要点是伸肌腱。与屈肌腱相比，伸肌腱非常薄，其位置浅，检查时需要多放耦合剂，也可使用硅胶垫。

检查体位

体位：患者坐位，前臂内旋，手指伸展，探头置于手指背侧进行观察。

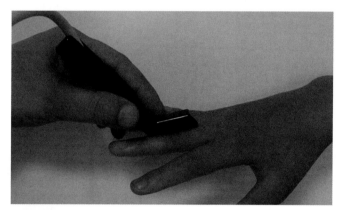

背侧扫查的体位

检查顺序

Step1　观察伸肌腱短轴切面

探头移动

探头放置于掌指关节背侧中央位置。

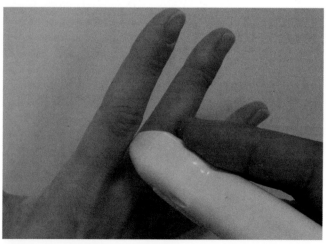

背侧扫查的探头放置方法（短轴切面）

探头移动

向远端移动观察中央束及外侧束。

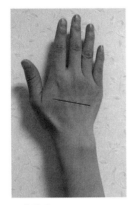
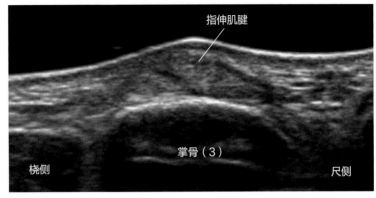

a. 掌骨平面

指伸肌腱呈卵圆形高回声，容易判断

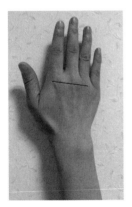
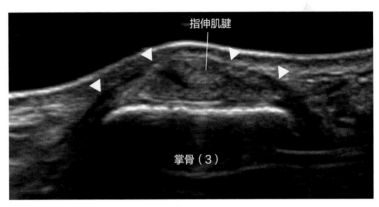

b. 掌指关节近端平面

指伸肌腱被厚的深层肌和薄的浅层肌组成的矢状索（白色三角箭头）包绕

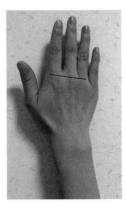
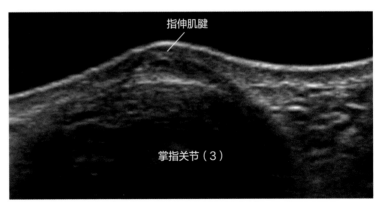

c. 掌指关节平面

指伸肌腱来自掌指关节，远端部分较薄，静止状态下很难与周围组织相鉴别，应在手指活动时进行观察

指伸肌腱短轴切面

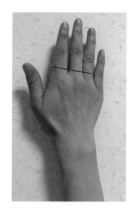
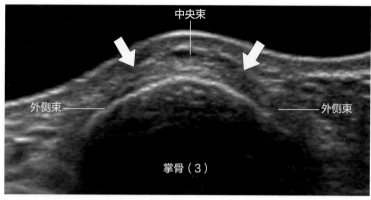

d. 掌指关节远端平面
指伸肌腱变薄，在指背侧被连接外侧束的骨间肌腱帽（白色箭头）包绕

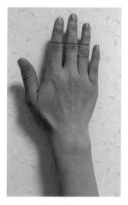
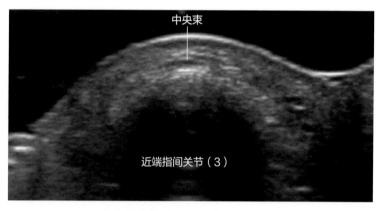

e. 近端指间关节平面
薄的中央束位于指背的中央

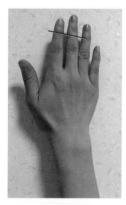
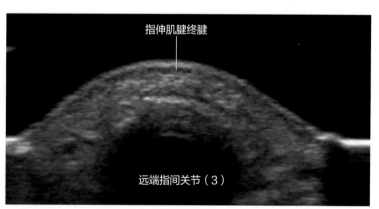

f. 远端指间关节平面
薄的指伸肌腱终腱位于指背的中央
指伸肌腱短轴切面（续）

Q 掌指关节处发生的伸肌腱脱臼的原因是什么？

掌指关节常发生向尺侧的伸肌腱脱臼。大部分是由类风湿关节炎所致，直接外力造成的屈曲位的掌指关节外伤也是较常见的原因。

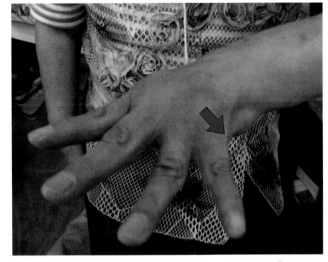

类风湿关节炎（尺侧畸形）

类风湿关节炎易导致尺侧畸形，掌指关节处的伸肌腱易向尺侧脱臼（红色箭头）。进展性病例常伴随近节指骨的掌侧脱臼

Q 伸肌腱外伤性脱臼的超声特点是什么？

伸肌腱外伤性脱臼容易发生于拳击和空手道运动中的出拳动作，也被称为拳击手关节。易导致桡侧的矢状索、骨间肌腱帽断裂。

尺侧矢状索增厚和桡侧矢状索消失为伸肌腱外伤性脱臼的特征性表现，掌指关节屈曲、尺屈时诱发的脱臼需要动态观察。

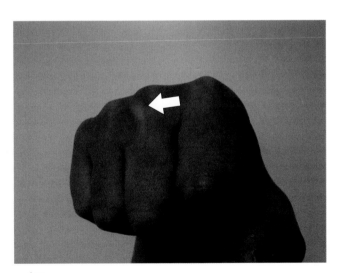

a. 外观

掌指关节屈曲、尺屈时，伸肌腱向尺侧脱臼（白色箭头）

伸肌腱外伤性脱臼

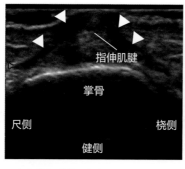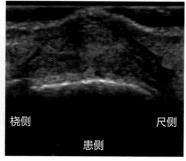

b. 中指掌指关节短轴切面

健侧的指伸肌腱被矢状索（白色三角箭头）包绕，患侧的尺侧矢状索增厚，桡侧矢状索消失（＊）

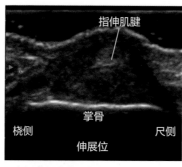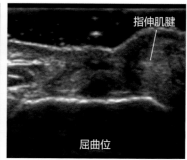

c. 中指掌指关节短轴切面

掌指关节伸展位为功能位，掌指关节屈曲、尺屈时容易诱发脱臼

伸肌腱外伤性脱臼（续）

中年女性突然出现掌指关节肿胀及疼痛，需要观察矢状索是否有钙化沉着，考虑钙化性腱膜纤维瘤。

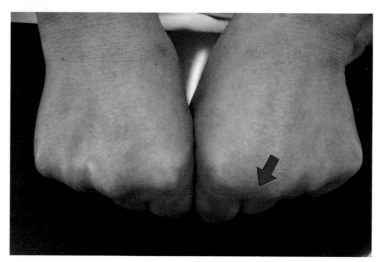

a. 外观

左手示指及中指间的掌指关节肿胀（红色箭头）

钙化性腱膜纤维瘤

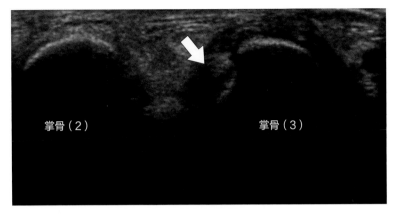

掌骨（2）　　　　　掌骨（3）

b. 中指掌指关节短轴切面
可见中指掌骨头桡侧钙化沉着（白色箭头），矢状索整体增厚，呈低回声

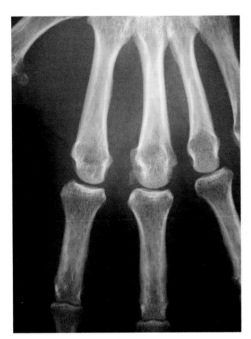

c. X线片
可见中指掌骨头桡侧有钙化沉着
钙化性腱膜纤维瘤（续）

Step2　观察伸肌腱长轴切面

探头移动

探头放置于手指背部中央，观察伸肌腱长轴切面。

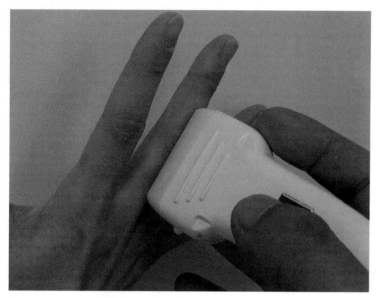

背侧扫描时探头的放置方法（长轴切面）

探头移动

向近端指间关节、远端指间关节及手指远端移动，观察中央束和指伸肌腱终腱。

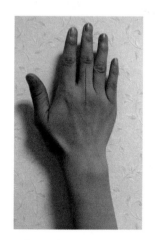

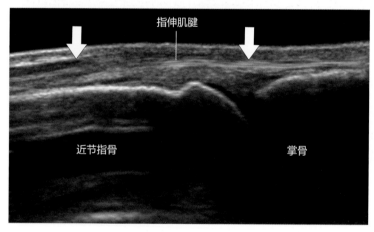

a. 掌指关节平面
骨表面可观察到呈纤维形态的指伸肌腱（白色箭头）
指伸肌腱（长轴切面）

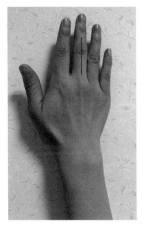

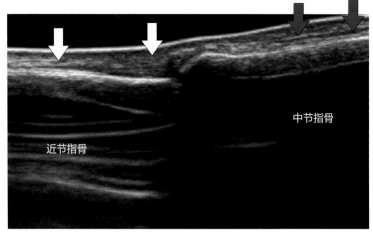

中节指骨

近节指骨

b. 近端指间关节平面

在近端指间关节的背侧，观察中央束（白色箭头）及指伸肌腱终腱（红色箭头），它们很薄，在手指活动时进行观察

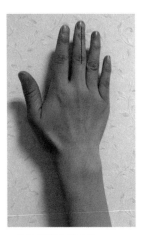

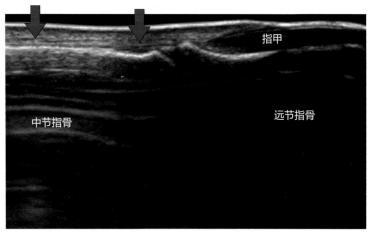

指甲

中节指骨

远节指骨

c. 远端指间关节平面

指伸肌腱终腱（红色箭头）附着于远节指骨

指伸肌腱（长轴切面）（续）

Q　伸肌腱断裂的超声特征是什么？

　　手背受到直接外力可引起伸肌腱断裂。

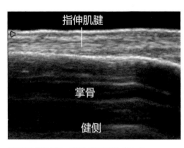

指伸肌腱

掌骨

健侧

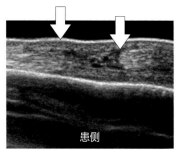

患侧

伸肌腱断裂（掌骨平面长轴）

健侧的指伸肌腱呈连续的纤维形态。患侧表现为断端（白色箭头）增厚，断裂处纤维形态消失

在掌指关节平面,可见中央束变性增大以及周围滑膜增生。

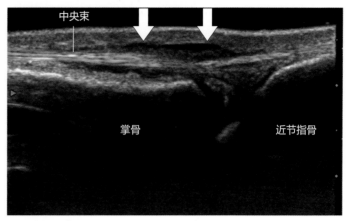

伸肌腱鞘炎(掌指关节平面,长轴切面)

中央束呈纤维形态,周围可见低回声的滑膜增生和无回声的水肿(白色箭头)

在近端指间关节平面,不仅要观察类风湿关节炎特征性的骨质破坏、滑膜增生的表现,还需要使用多普勒超声检查以明确是否存在关节翳。

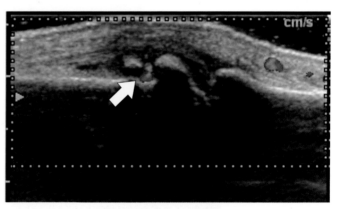

类风湿关节炎(近端指间关节平面,长轴切面)

活动性类风湿关节炎时可观察到软骨糜烂、增生滑膜侵入,也就是关节翳(白色箭头)

慢性迁延期的类风湿关节炎可见中央束断裂、近端指间关节屈曲、远端指间关节过伸,呈纽扣花畸形。

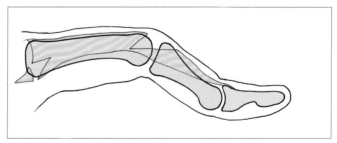

纽扣花畸形

近端指间关节长期受炎症侵袭,从指背腱膜的缝隙突入。指背腱膜的缝隙像纽扣眼,所以称为纽扣花畸形

在远端指间关节平面,主要观察远端指间关节是否呈屈曲状(锤状指)。

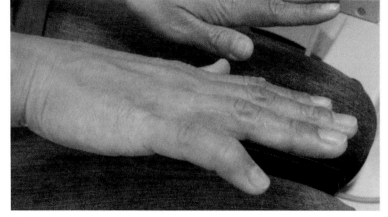

锤状指

远端指间关节屈曲、不能伸直的状态称为锤状指

远节指骨的指伸肌腱终腱止点断裂引起的锤状指叫腱性锤状指,远节指骨撕裂骨折引起的锤状指叫骨性锤状指。

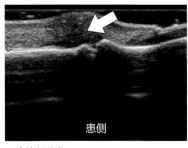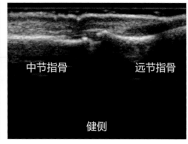

患侧

中节指骨　　远节指骨

健侧

a. 腱性锤状指

如果断裂的指伸肌腱终腱(白色箭头)出现肿胀,则比较容易观察到。当肌腱纤细不易观察时,可以让远端指间关节做屈伸运动,根据远节指骨上指伸肌腱终腱的连带运动来判断损伤部位

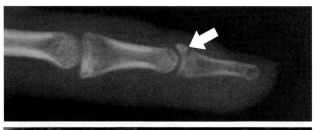

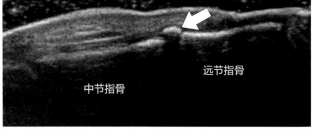

远节指骨

中节指骨

b. 骨性锤状指

让远端指间关节做屈伸运动,确认末节指骨的稳定性

锤状指(远端指间关节平面,长轴切面)

随着时间推移，锤状指慢慢变形，呈鹅颈畸形。

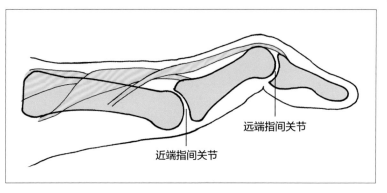

远端指间关节

近端指间关节

鹅颈畸形

锤状指若不处理，侧束向近端指间关节背侧移位，导致近端指间关节过伸、远端指间关节进行性屈曲

撕脱骨折和撕裂骨折

撕脱骨折是直接外力所致的骨折，撕裂骨折是外力引起肌肉、韧带等猛烈收缩导致的骨折。在大多数情况下，二者含义相同。

掌侧扫查

拇指的屈肌腱及腱鞘

■ 超声检查时，熟知 A1 滑车和掌指关节的位置关系非常重要。

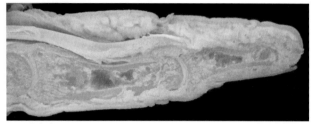

b. 保留拇长屈肌
拇长屈肌附着于远节指骨近端掌侧

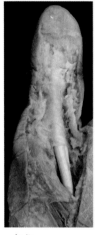

a. 拇指

拇指的屈肌腱及腱鞘

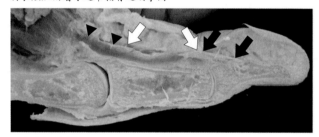

c. 去除拇长屈肌
拇长屈肌被 A1 滑车（黑色三角箭头）、斜行滑车（白色箭头）和 A2 滑车（黑色箭头）包绕

示指到小指的屈肌腱鞘

■ 包绕示指到小指的屈肌腱的腱鞘，包括柔软的滑膜性腱鞘和将肌腱固定于骨的韧带性腱鞘。韧带性腱鞘由 5 个环状滑车（A1 ~ A5 滑车）和 3 个十字滑车（C1 ~ C3 滑车）组成，功能是约束指屈肌腱。

■ 在环状滑车中，A1、A2、A3 滑车与掌板连接，A2 和 A4 滑车与骨的体部连接。

■ 十字滑车位于 A2 与 A3 滑车之间（C1 滑车）、A3 与 A4 滑车之间（C2 滑车）、A4 与 A5 滑车之间（C3 滑车）。

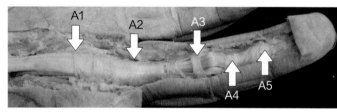

a. 左手中指

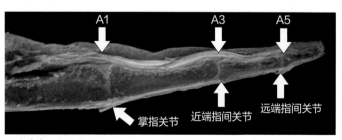

b. 左手中指长轴切面

示指到小指的屈肌腱鞘

- 超声检查时，熟知 A1 滑车和掌指关节、A3 滑车和近端指间关节以及 A5 滑车和远端指间关节之间的位置关系是非常重要的。

掌板

- 掌板是形成掌指关节的掌面及指屈肌腱的底面的纤维软骨，功能是增加关节的接触面积、分散作用力。远端呈较厚的板状，近端呈薄且柔软的膜状。
- 在掌板损伤进行超声检查时，需要熟悉掌板近端附着的掌骨体及远端附着的近节指骨底的骨轮廓及解剖位置。

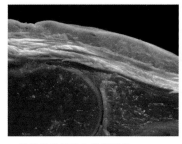
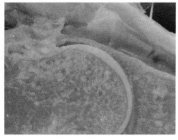

a. 保留指浅屈肌和指深屈肌　　　　b. 去除指浅屈肌和指深屈肌

近端指间关节平面

桡侧、尺侧扫查

拇收肌腱膜

- 拇收肌主要附着于拇指尺侧籽骨及拇指近节指骨底，呈膜状包绕拇指掌指关节尺侧。拇指掌指关节的尺侧副韧带位于拇收肌正下方。
- Stener 病变时，拇指掌指关节的尺侧副韧带断端位于拇收肌腱膜的近端。

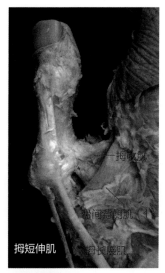

拇收肌腱膜

侧副韧带附着面

- 掌指关节、近端指间关节及远端指间关节的侧副韧带附着处，其近端是骨隆起的斜面，远端是平面，此为复查时的骨性标志。

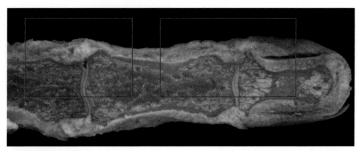

侧副韧带附着面

第三章

超声诊断上肢
腕关节

腕关节的超声检查从掌侧、桡侧、背侧和尺侧 4 个方向进行。

掌侧
① 腕管
  ■ 正中神经
  ■ 拇长屈肌腱
  ■ 指浅屈肌腱
  ■ 指深屈肌腱
② Guyon 管
  ■ 尺神经
  ■ 尺动脉
③ 掌长肌腱
④ 桡侧腕屈肌腱
⑤ 尺侧腕屈肌腱
桡侧
① 伸肌腱第 1 区
  ■ 拇长展肌腱
  ■ 拇短伸肌腱

背侧
① 伸肌腱第 2 区
  ■ 桡侧腕长伸肌腱
  ■ 桡侧腕短伸肌腱
② 伸肌腱第 3 区
  拇长伸肌腱
③ 伸肌腱第 4 区
  ■ 指伸肌腱
  ■ 示指伸肌腱
④ 伸肌腱第 5 区
  ■ 小指伸肌腱
尺侧
① 伸肌腱第 6 区
  ■ 尺侧腕伸肌腱
② 三角纤维软骨

基础知识

- 腕关节由桡骨、尺骨及 8 个掌骨构成。
- 桡尺远侧关节（distal radioulnar joint，DRUJ）承担前臂的内旋、外旋运动，桡腕关节（radiocarpal joint，RCJ，为狭义的腕关节）和 腕中关节（mediocarpal joint，MCJ）承担腕关节的背伸、掌屈和桡偏、尺偏运动。
- 桡腕关节和腕中关节在腕关节背伸、掌屈运动中的作用比例为 5：5，在桡偏和尺偏运动中的作用比例为 4：6。

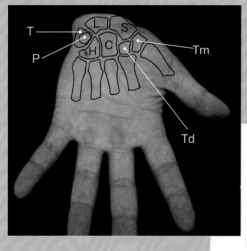

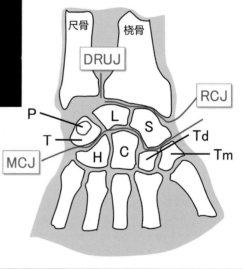

腕关节的组成
近侧腕骨：手舟骨（S）、月骨（L）、三角骨（T）、豌豆骨（P）
远侧腕骨：大多角骨（Tm）、小多角骨（Td）、头状骨（C）、钩骨（H）
桡骨 – 尺骨间的关节：桡尺远侧关节（DRUJ）
桡骨 – 腕骨间的关节：桡腕关节（RCJ）
近端 – 远端腕骨间的关节：腕中关节（MCJ）

掌侧扫查

在腕关节掌侧，主要观察指屈肌腱及容易出现卡压性损伤的正中神经和尺神经。

检查体位

体位：患者坐位，前臂内旋、外旋。

探头移动

在腕关节掌侧放置探头观察短轴切面，向近端、远端方向移动探头，观察腕管和 Guyon 管。

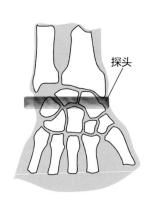

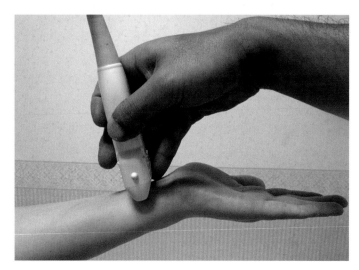

短轴切面的检查体位

向桡侧和尺侧平移探头，观察正中神经、尺神经及指屈肌腱。

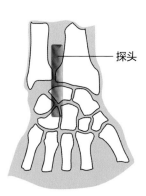

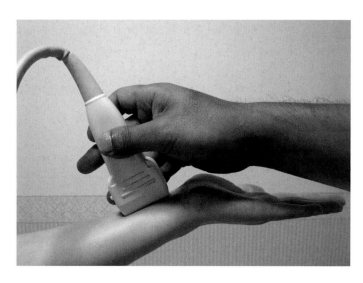

长轴切面的检查体位

检查顺序

腕管入口部

Step1　观察豌豆骨和舟骨结节

探头移动

探头放置于豌豆骨及舟骨结节的结合部，此处可于体表触摸到。

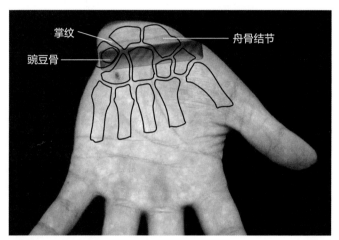

豌豆骨、舟骨结节

掌纹远端可触摸到两个骨隆起，尺侧是豌豆骨，桡侧是舟骨结节

Step2　观察指屈肌腱、腕横韧带及正中神经

探头移动

超声下腕管内肌腱呈卵圆形高回声，微调探头方向进行观察。

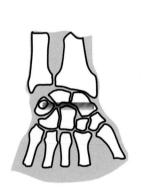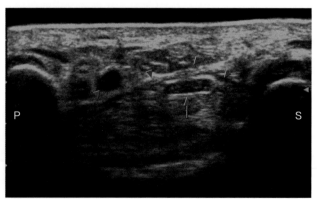

腕横韧带及正中神经

可见呈半圆形高回声的豌豆骨（P），呈半圆形高回声的舟骨结节（S）以及连接豌豆骨的桡侧与舟骨结节（S）的顶点的呈线状高回声的腕横韧带（红色三角箭头），腕横韧带正下方的椭圆形低回声结构为正中神经（红色箭头）

Step3　观察 Guyon 管（尺动脉及尺神经）

探头移动

探头置于腕管观察短轴切面，在腕横韧带正上方可见搏动性圆形低回声结构（尺动脉）。

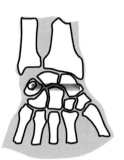
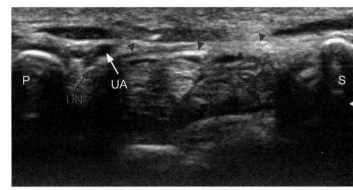

尺动脉和尺神经的超声图像

腕横韧带（红色三角箭头）的尺侧可见尺动脉（UA）和尺神经（UN）。尺动脉和豌豆骨（P）之间的卵圆形低回声结构为尺神经

S—舟骨结节

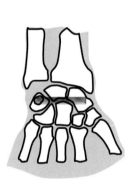
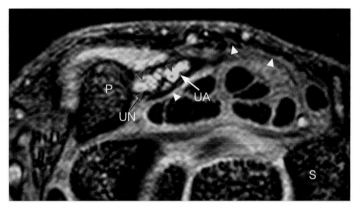

Guyon 管的 MRI 图像

由腕掌侧腱膜（红色三角箭头）、腕横韧带（白色三角箭头）及豌豆骨（P）围成的部分称为 Guyon 管。尺动脉（UA，白色箭头）和尺神经（UN，红色箭头）穿过 Guyon 管

Q **Guyon 管综合征有何特征性表现?**

Guyon 管内卡压性神经损伤称为 Guyon 管综合征。囊肿是最常见的原因，呈低回声（右图 *），压迫尺神经。

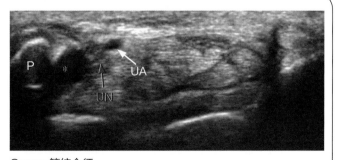

Guyon 管综合征

豌豆骨（P）的桡侧可见呈低回声的囊肿（*），压迫尺动脉（UA）和尺神经（UN）

Guyon 管

- Guyon 管是由底侧的腕横韧带和豆
  钩韧带、尺侧缘的豌豆骨及腕横韧
  带的延续纤维、桡侧缘的钩骨钩及
  顶部的腕掌侧腱膜围成的长约 4 cm
  的通道。

- Guyon 管内有尺动脉（桡侧）和尺神
  经（尺侧）通过。

- 尺神经在钩骨钩的正上方附近分为浅
  支（感觉支）和深支（运动支）。

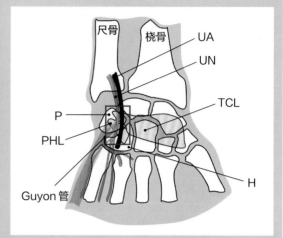

Guyon 管

P—豌豆骨；H—钩骨钩；PHL—豆钩韧带；TCL—腕横韧
带；UA—尺动脉；UN—尺神经

拇长屈肌、指浅屈肌、指深屈肌的位置关系

- 拇长屈肌位于桡骨上方，指浅屈肌位于指
  深屈肌的上方，指深屈肌位于尺骨上方。

- 正中神经走行于指浅屈肌与指深屈肌之间。

拇长屈肌

- 起自桡骨干及骨间膜，穿过腕管，止于拇
  指远节指骨底。

- 受正中神经支配，功能为屈曲拇指指间
  关节。

指浅屈肌

- 起自肱骨、尺骨和桡骨，穿过腕管，分为
  桡尺两支止于示指到小指的中节指骨掌侧。
  分叉的指浅屈肌之间有指深屈肌通过。

- 受正中神经支配，功能是屈曲示指到小指
  的近端指间关节。

指深屈肌

- 起自尺骨干和骨间膜，穿过指浅屈肌腱的
  腱裂孔和腕管，止于示指到小指的末节指
  骨掌侧。

- 走向示指和中指的肌肉受正中神经支配，
  走向环指和小指的肌肉受尺神经支配，功
  能为屈曲从示指到小指的远端指间关节。

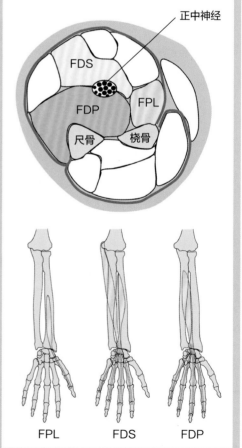

拇长屈肌（FPL）、指浅屈肌（FDS）、指深
屈肌（FDP）的位置关系

引自林典雄《功能解剖触诊技术用于康复治疗：上
肢》（2005）

腕管近端

Step1 观察正中神经短轴切面

探头移动

一边观察正中神经，一边向腕管近端移动探头。

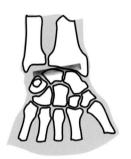

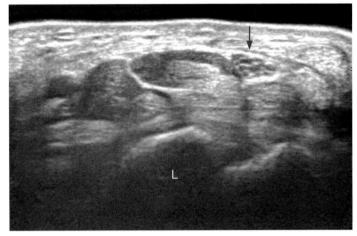

正中神经的短轴切面（腕管近端）

可见呈半圆形高回声的月骨（L），位于腕管入口处（红色箭头）的近端

Q 观察有无假性神经瘤

　　腕管入口处卡压导致正中神经受压迫所产生的神经功能障碍称为腕管综合征（carpal tunnel syndrome）。正中神经长时间受压迫后，压迫部位附近出现变性和增大，即假性神经瘤（pseudoneuroma）。腕管综合征伴随的假性神经瘤常出现在腕管近端，所以超声检查时常将月骨作为骨性标记进行左右对比来评估正中神经的粗细。

　　Kienbock 病及月骨脱臼等也可导致腕管综合征。

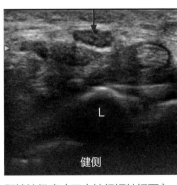
健侧

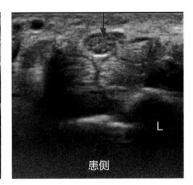
患侧

假性神经瘤（正中神经短轴切面）

腕管入口近端出现的假性神经瘤，用双画面模式（短轴切面）显示，与健侧对

比有助于找到病变部位

红色箭头—正中神经；L—月骨

Step2　观察正中神经长轴切面

探头移动

保持正中神经在画面中心，探头回旋 90° 显示长轴切面。

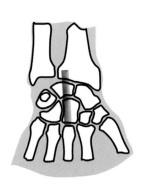

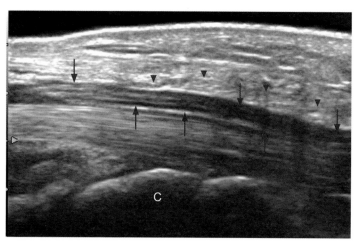

正中神经长轴切面

正中神经（红色箭头）在腕横韧带（红色三角箭头）的入口处向深部走行。正中神经的厚度大致不变

C—头状骨

Q　正中神经长轴切面可观察到什么？

　　在正中神经长轴切面能观察腕横韧带的厚度及月骨的异常表现（骨轮廓不规则、中断以及位置异常等）。

　　腕管综合征时，由于正中神经长期受压，腕横韧带的近端可出现假性神经瘤。

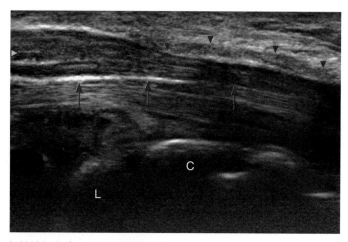

假性神经瘤（正中神经长轴切面）

可见受腕横韧带（红色三角箭头）压迫的正中神经（红色箭头），在腕横韧带入口处的近端形成假性神经瘤（＊）

C—头状骨；L—月骨

腕管远端

Step1　观察腕管远端

探头移动

探头放置于钩骨钩和大多角骨的体表骨性标志。

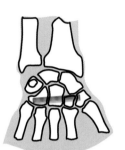

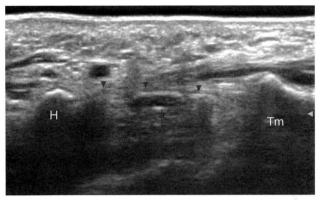

腕管远端的短轴切面

在连接钩骨钩（H）和大多角骨结节（Tm）顶点的腕横韧带（红色三角箭头）的正下方可观察到正中神经（红色箭头）

桡侧扫查

在腕关节桡侧主要观察走行于伸肌腱第1区的拇长展肌腱和拇短伸肌腱。伸肌腱位于皮肤正下方，检查时需要较多的耦合剂，也可使用硅胶垫。

检查体位

体位：患者坐位，前臂正中位。

探头移动

探头放置于腕关节桡侧，向近端、远端平移，观察伸肌腱第1区。

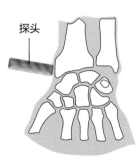

探头

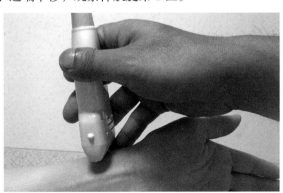

短轴切面的检查体位

检查顺序

Step1 观察伸肌腱第1区（拇长展肌腱、拇短伸肌腱）

局部解剖

拇长展肌

- 起自尺骨和桡骨的骨干背侧及前臂骨间膜，止于拇指掌骨底的掌侧。
- 受桡神经支配，功能是使拇指腕掌关节向掌侧旋转和使腕关节掌屈。

拇短伸肌

- 起自桡骨干背侧和骨间膜，止于拇指近节指骨背侧。
- 受桡神经支配，功能是使拇指腕掌关节向桡侧旋转。

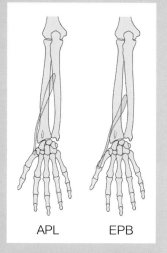

拇长展肌（APL）和拇短伸肌（EPB）的位置关系

引自林典雄《功能解剖触诊技术用于康复治疗：上肢》（2005）

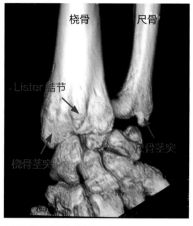

腕关节背侧的骨性标志

在观察腕关节背侧伸肌腱时，桡骨茎突（桡骨起点）、尺骨茎突（尺骨起点）和Lister结节可作为骨性标志

桡骨茎突上方是伸肌腱第1区

探头移动

一边观察桡骨茎突的骨表面，一边将探头从远端向近端移动，在远端不能观察到桡骨轮廓。

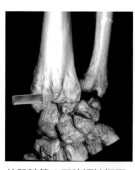

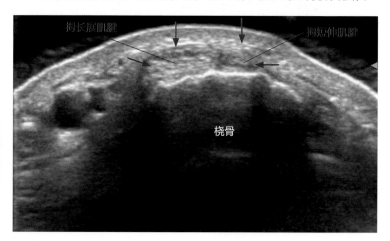

伸肌腱第1区的短轴切面

伸肌腱第1区的掌侧为拇长展肌腱，背侧为拇短伸肌腱。拇长展肌腱较大，呈椭圆形高回声，拇短伸肌腱较小，呈圆形高回声，周围的腱鞘呈线状低回声（箭头）

伸肌腱第1区的分隔

- 在伸肌腱第1区，60%的病例的拇长展肌腱和拇短伸肌腱被完全分隔。
- 有分隔的病例，与隔膜部分一致的床侧的骨隆起为其特征性表现。
- 在伸肌腱的第1区的狭窄性腱鞘炎（de Quervain病）中，与无分隔的病例相比，保守治疗对有分隔的病例的效果较差。

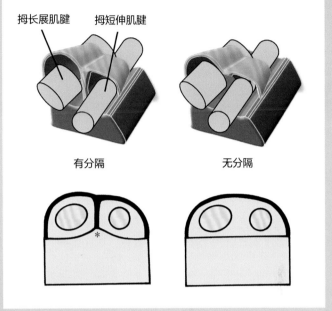

拇长展肌腱　　拇短伸肌腱

有分隔　　　　　　　　无分隔

伸肌腱第1区的分隔

与隔膜部分一致的床侧的骨隆起（＊）

Q de Quervain病的超声影像有何特点？

　　与健侧相比，患侧腱鞘的增厚部分呈线状低回声，拇短伸肌腱周围的结构比拇长展肌腱周围的更厚，此为de Quervain病的特征性表现。

　　所有的腱鞘增厚都伴随着肌腱增大。

　　确认拇长展肌腱与拇短伸肌腱之间有无分隔非常重要。

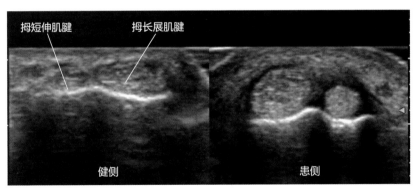

拇短伸肌腱　　　　　拇长展肌腱

健侧　　　　　　　　患侧

de Quervain病

背侧扫查

在腕关节的背侧，主要观察走行于伸肌腱第 2 ~ 5 区的肌腱和腱鞘、桡骨远端以及桡尺远侧关节。

伸肌腱位于皮下，观察时需要大量的耦合剂，也可使用硅胶垫。

检查体位

体位：患者坐位，前臂内旋。

探头移动

在腕关节的背侧放置探头观察短轴切面，从桡侧向尺侧移动探头，观察伸肌腱第 2 ~ 5 区。

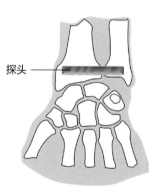

探头

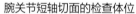

腕关节短轴切面的检查体位

局部解剖

桡侧腕长伸肌

- 起自肱骨外上髁上方，止于第 2 掌骨底背面。
- 受桡神经支配，可使腕关节背伸、桡偏。

桡侧腕短伸肌

- 起自肱骨外上髁，止于第 3 掌骨底背面。
- 受桡神经支配，可使腕关节背伸、桡偏。

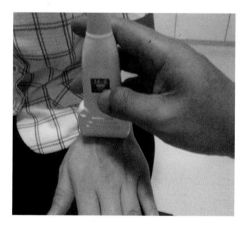

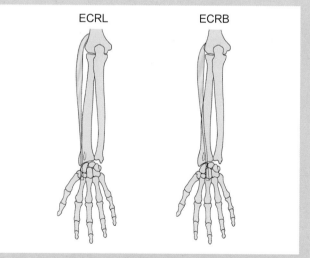

ECRL　　　ECRB

桡侧腕长伸肌（ECRL）和桡侧腕短伸肌（ECRB）的位置关系

引自林典雄《功能解剖触诊技术用于康复治疗：上肢》（2005）

检查顺序

Step1 观察伸肌腱第2区（桡侧腕长伸肌腱、桡侧腕短伸肌腱）

探头移动

微调探头方向，清晰显示骨轮廓，避免桡侧腕长伸肌腱、桡侧腕短伸肌腱受各向异性影响（显示为黑色）。

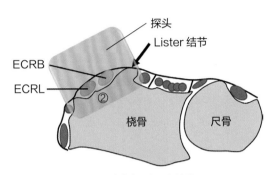

观察伸肌腱第2区（②）时探头的位置
ECRB—桡侧腕短伸肌腱；ECRL—桡侧腕长伸肌腱

探头移动

探头移至伸肌腱第1区背尺侧，显示伸肌腱第2区。

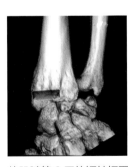

伸肌腱第2区的短轴切面
两个呈椭圆形高回声的结构，桡侧为桡侧腕长伸肌腱（ECRL），尺侧为桡侧腕短伸肌腱（ECRB），肌腱周围呈低回声的结构为腱鞘

　　桡侧腕长伸肌腱与桡侧腕短伸肌腱呈粗细几乎相同的椭圆形高回声。探头从远端（下图 a）向近端（下图 d）平移后，在腕关节近端约 5 cm 处，拇长展肌腱与拇短伸肌腱斜向跨越桡侧腕长伸肌腱和桡侧腕短伸肌腱。这个部位被称为交叉点（下图 c、d 中的红圈）。

　　在做动作时交叉点出现咯吱声（握雪音）、感觉疼痛，即为交叉综合征。

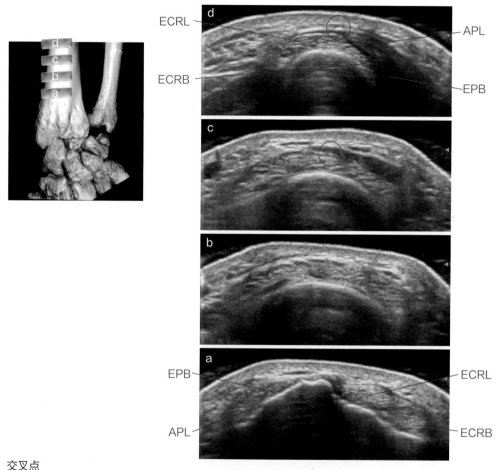

交叉点

APL—拇长展肌腱；ECRB—桡侧腕短伸肌腱；ECRL—桡侧腕长伸肌腱；EPB—拇短伸肌腱

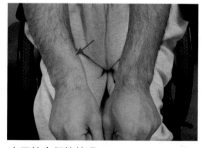

交叉综合征的外观

右侧腕关节近端约 5 cm 处肿胀（红色箭头）。特征是腕关节背伸时发出"咯吱、咯吱"的声音（握雪音）

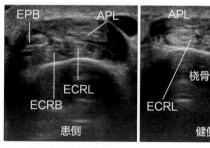

交叉综合征的超声表现

与健侧相比，患侧在交叉点可见拇长展肌腱（APL）、拇短伸肌腱（EPB）发生肿胀，甚至桡侧腕长伸肌腱（ECRL）、桡侧腕短伸肌腱（ECRB）出现肿胀

局部解剖

拇长伸肌

- 起自尺骨干背面、在 Lister 结节尺侧改变方向，止于拇指远节指骨底背侧。
- 由桡神经支配，可伸展拇指指间关节、掌指关节与腕掌关节。

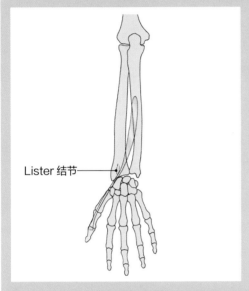

Lister 结节（1）

引自林典雄《功能解剖触诊技术用于康复治疗：上肢》（2005）

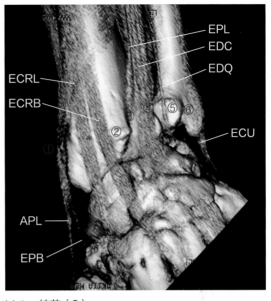

Lister 结节（2）

Lister 结节位于桡侧腕长伸肌腱（ECRL）和桡侧腕短伸肌腱（ECRB）的尺侧，是伸肌腱第 2 区（②）与第 3 区（③）之间的堤状骨性突起（＊）

APL—拇长展肌腱；ECU—尺侧腕伸肌腱；EDC—指伸肌腱；EDQ—小指伸肌腱；EPB—拇短伸肌腱；EPL—拇长伸肌腱

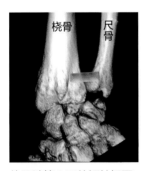

伸肌腱第 3 区的短轴切面

在短轴切面，与 Lister 结节（＊）尺侧相连呈圆形高回声的为拇长伸肌腱（EPL）

EDC—指伸肌腱；EDQ—小指伸肌腱；EIP—示指伸肌腱；③—伸肌腱第 3 区；④—伸肌腱第 4 区；⑤—伸肌腱第 5 区

保持拇长伸肌腱位于画面中央，将探头旋转 90°，观察其长轴切面。

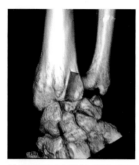
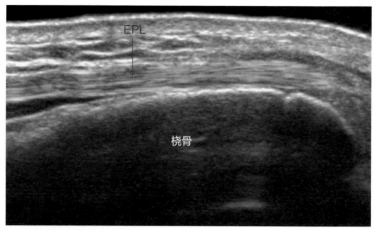

伸肌腱第 3 区的长轴切面

位于伸肌腱第 3 区背侧的拇长伸肌腱（EPL）桡侧面平坦且光滑

Q 轻度移位的桡骨远端骨折在超声下有哪些特点？

　　轻度移位的桡骨远端骨折几个月以后，可能突然出现拇指指间关节和腕掌关节伸屈不畅。这是由于拇长伸肌腱断裂，超声检查可以观察到伸肌腱第 2 区的肌腱缺损。

　　桡骨远端骨折伴有轻度移位时，新骨突起呈堤状，新骨骨疣磨损拇长伸肌腱导致其断裂。

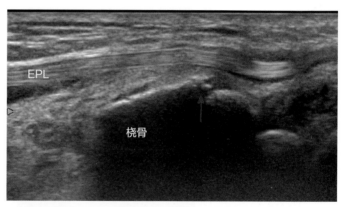

一般移位病例

新骨（红色箭头）沿着骨膜形成，与伸肌腱的连接面平滑

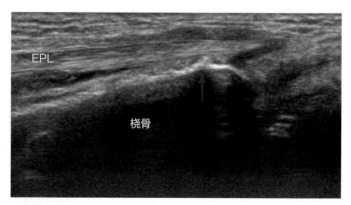

轻度移位病例

轻度移位产生的新骨（红色箭头）突起呈堤状

Step3 观察伸肌腱第4区（指伸肌腱、示指伸肌腱）

探头移动

微调探头的方向，避免伸肌腱在各向异性的影响下显示为黑色。

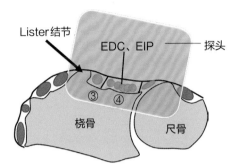

观察伸肌腱第4区（④）时探头的位置

③—伸肌腱第3区；EDC—指伸肌腱；EIP—示指伸肌腱

探头移动

探头放置在短轴方向，显示拇长伸肌腱尺侧的伸肌腱第4区。

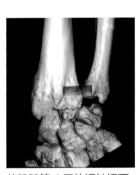

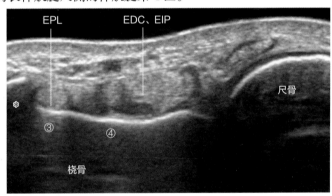

伸肌腱第4区的短轴切面

伸肌腱第4区（④）位于尺骨与Lister结节（＊）尺侧的第3区（③）之间，包含指伸肌腱（EDC）和示指伸肌腱（EIP）。可见EDC的4条肌腱和EIP的1条肌腱合为一束

探头移动

将探头旋转90°，观察伸肌腱第4区的长轴切面。

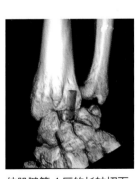

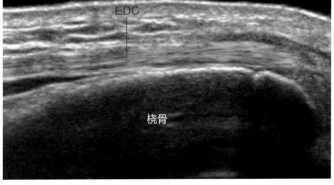

伸肌腱第4区的长轴切面

指伸肌腱（EDC）呈纤维形态，位于桡骨背侧表面

　　锤状指的超声检查对鉴别指伸肌腱断裂和神经麻痹有帮助。

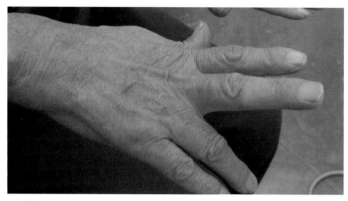

锤状指

指伸肌腱断裂和桡神经麻痹（后骨间神经麻痹）都可能造成手指屈伸不畅，有必要进行准确的鉴别诊断

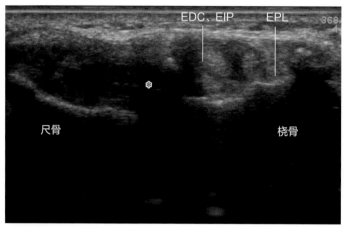

指伸肌腱断裂

指伸肌腱断裂的特征是在短轴切面可见指伸肌腱（EDC）缺损，多数伴有桡尺远侧关节损伤（*）。指伸肌腱断裂的顺序通常为小指指伸肌腱、环指指伸肌腱、中指指伸肌腱，示指指伸肌腱（EIP）多用于重建断裂的肌腱

EPL—拇长伸肌腱

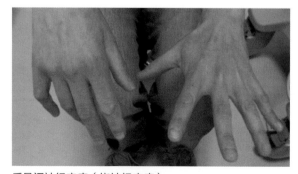

后骨间神经麻痹（桡神经麻痹）

锤状指也由桡神经（尤其是后骨间神经）麻痹引起，大多数同时伴有手腕下垂。出现锤状指且伸肌腱正常时应考虑神经麻痹

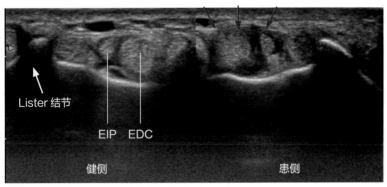

Lister 结节

EIP　EDC

健侧　　　　　　　　　患侧

后骨间神经麻痹（桡神经麻痹）（续）

指伸肌腱（EDC）发生腱鞘炎时，患侧肌腱周围的低回声区域更宽。使用双画面模式比较健侧和患侧可以判断是否存在病变

EIP—示指伸肌腱

局部解剖

指伸肌

- 指伸肌起自肱骨外上髁，指伸肌腱在近节指骨底分为3束：中间束止于示指到小指的中节指骨底，2条侧束止于远节指骨底。
- 桡神经深支（后骨间神经）控制指伸肌，伸展示指到小指的近端指间关节、远端指间关节、掌指关节。

示指伸肌

- 示指伸肌起自尺骨和骨间膜，止于示指指背腱膜。
- 桡神经深支（后骨间神经）控制示指伸肌，伸展示指的近端指间关节、远端指间关节、掌指关节。

小指伸肌

- 小指伸肌起自肱骨外上髁，止于小指指背腱膜。
- 桡神经深支（后骨间神经）控制小指伸肌，伸展小指的近端指间关节、远端指间关节、掌指关节。

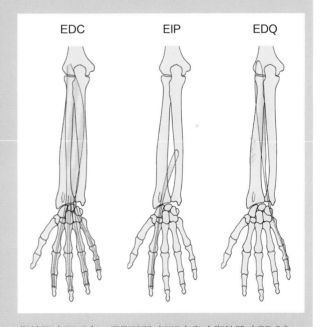

EDC　　　　EIP　　　　EDQ

指伸肌（EDC）、示指伸肌（EIP）和小指伸肌（EDQ）

引自林典雄《功能解剖触诊技术用于康复治疗：上肢》（2005）

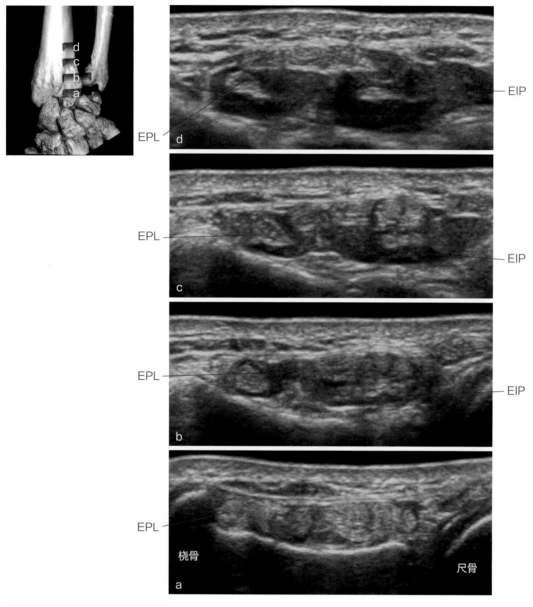

区分示指的指伸肌腱和示指伸肌腱

在伸肌腱第 4 区的近端，指伸肌腱（EDC）位于表层，示指伸肌腱（EIP）（尺侧）和拇长伸肌腱（EPL）（桡侧）位于深层。与 EDC 相比，EIP、EPL 呈低回声且肌纤维附着于比 EDC 的肌纤维更远端的位置

Step4　观察伸肌腱第5区（小指伸肌腱）

探头移动

探头放在桡尺远侧关节的背侧并稍微调整探头的倾斜度，使小指伸肌腱呈高回声。

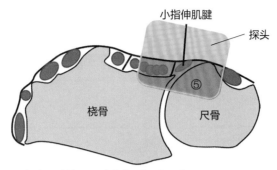

观察伸肌腱第5区（⑤）时探头的位置

探头移动

将探头放置在短轴方向显示桡尺远侧关节背侧的伸肌腱第5区。

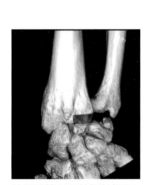

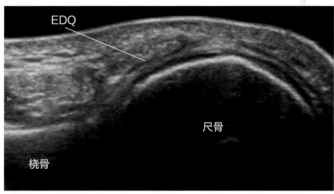

伸肌腱第5区的短轴切面

小指伸肌腱（EDQ）呈扁椭圆形高回声，位于尺骨上方。EDQ易受常伴随桡尺远侧关节损伤出现的骨变形和滑膜炎的影响

探头移动

稍微调整探头的方向，显示伸肌腱第5区长轴切面，观察小指伸肌腱的全长。

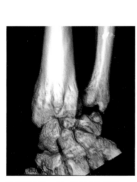

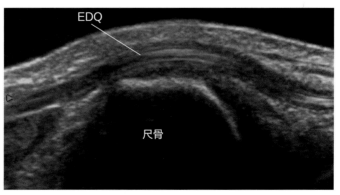

伸肌腱第5区长轴切面

小指伸肌腱（EDQ）位于尺骨上方，呈弯曲状

在类风湿关节炎中，很可能在桡尺远侧关节发现增殖性滑膜炎，其上方常发生小指伸肌腱断裂。

小指伸肌腱断裂多伴随尺骨头背面脱臼，小指伸肌腱断裂不一定会导致功能障碍，但放任不管的话，可能导致环指、中指、甚至示指也出现肌腱断裂。

尺侧扫查

在扫查腕关节尺侧时，可以观察尺侧腕伸肌腱和三角纤维软骨复合体（triangular fibrocartilage complex，TFCC）。

检查体位

体位：患者坐位，腕关节内旋位。

探头移动

将探头置于腕关节尺侧，在短轴方向观察尺侧腕伸肌腱，在长轴方向观察 TFCC。

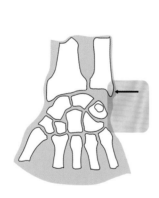
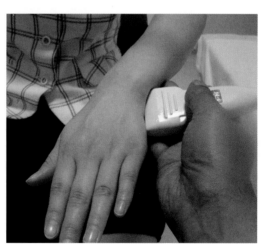

腕关节尺侧的检查体位

检查顺序

Step1　观察伸肌腱第 6 区（尺侧腕伸肌腱）

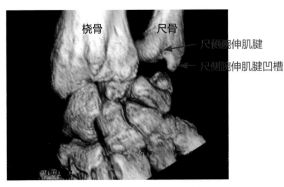

伸肌腱第6区的骨性标志（三维CT图像）

观察伸肌腱第6区时，尺侧腕伸肌腱凹槽和尺骨茎突为骨性标志

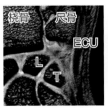 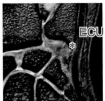 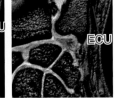

a. ECU的偏背侧平面　　b. ECU平面　　　c. ECU的偏掌侧平面

尺侧腕伸肌腱（ECU）的MRI图像

ECU位于尺骨茎突（*）的背侧

L—月骨；T—三角骨

局部解剖

尺侧腕伸肌

- 起自肱骨外上髁和尺骨后面，止于第5掌骨背面。

- 受桡神经深支的支配，参与腕关节的尺偏运动（虽然被称为腕伸肌，但它没有腕关节过伸作用）。

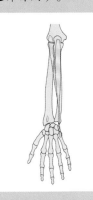

尺侧腕伸肌的位置

引自林典雄《功能解剖触诊技术用于康复治疗：上肢》

（2005）

探头移动

稍微调整探头方向，直至尺侧腕伸肌腱呈高回声。

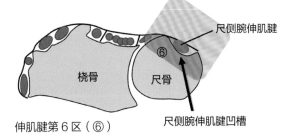

伸肌腱第6区（⑥）

探头移动

将探头对准被尺侧腕伸肌腱凹槽和伸肌支持带包围的伸肌腱第6区。尺侧腕伸肌腱位于此区。

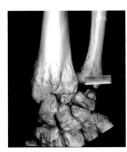 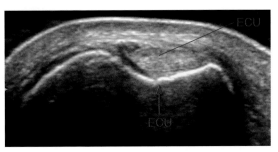

伸肌腱第6区的短轴切面（1）

在短轴切面，尺骨头的尺侧腕伸肌腱凹槽里有呈卵圆形高回声的尺侧腕伸肌腱（ECU）

探头移动

探头向内旋转，观察尺侧腕伸肌腱凹槽和尺侧腕伸肌腱的位置关系。

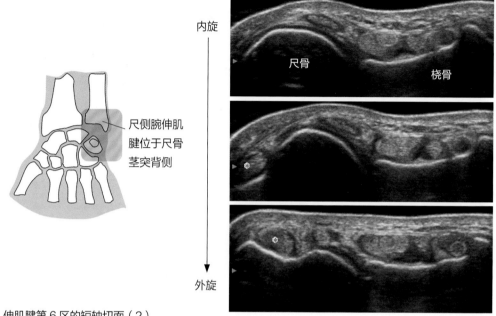

尺侧腕伸肌腱位于尺骨茎突背侧

伸肌腱第 6 区的短轴切面（2）

尺侧腕伸肌腱（＊）在腕关节内旋时位于尺骨茎突的尺侧，在腕关节外旋时位于尺骨茎突的背侧

探头移动

将探头旋转 90°，向掌侧平行移动，显示伸肌腱第 6 区的长轴切面。

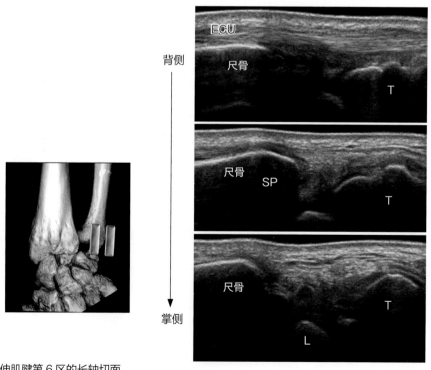

伸肌腱第 6 区的长轴切面

尺侧腕伸肌腱（ECU）呈纤维形态，探头向掌侧平行移动，可观察到尺骨茎突（SP）

L—月骨；T—三角骨

尺侧腕伸肌腱脱臼很可能与腕关节反复的过伸和外旋运动相关。尺侧腕伸肌腱的肌腱炎和腱鞘炎很难与 TFCC 损伤相鉴别。超声检查时使用局部麻醉药进行积木测试有助于准确诊断。

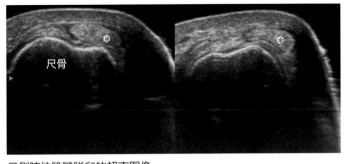

尺侧腕伸肌腱脱臼的超声图像

在短轴切面可观察到，内旋时位于尺侧的尺侧腕伸肌腱（＊），外旋时从尺侧腕伸肌腱凹槽中脱离

尺骨茎突骨折经常伴有桡骨远端骨折。尺骨茎突骨折在 X 线检查中可能被忽略，但可以通过超声检查被更准确地诊断。

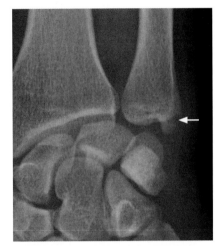

尺骨茎突骨折（白色箭头）的 X 线片

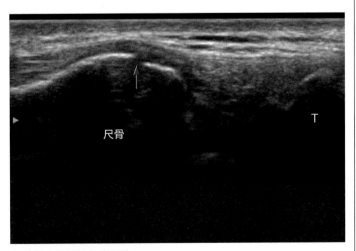

尺骨茎突骨折的超声图像

骨折（红色箭头）呈不连续的线状高回声，在长轴切面更容易被发现。尺骨茎突是 TFCC 运动的支点，因此很难愈合

T—三角骨

Step2　观察三角纤维软骨复合体（TFCC）

三角纤维软骨（triangular fibrocartilage，TFC）在半月板同系物的深部，且位于尺骨和月骨之间，所以很难观察。

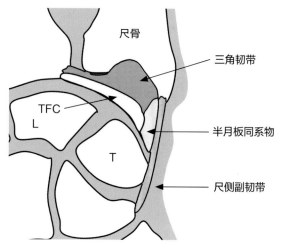

三角纤维软骨复合体（TFCC）

尺骨和腕骨［三角骨（T）、月骨（L）］之间的纤维软骨组织统称为三角纤维软骨复合体（TFCC）。TFCC由三角纤维软骨（TFC）和外周的尺侧副韧带、三角韧带以及掌侧及背侧尺桡韧带构成。TFCC在腕关节具有移动、支撑以及负荷的转移、吸收、分散等作用

探头移动

将探头置于腕关节尺侧，以尺侧腕伸肌腱为基准向掌背侧方向移动，在长轴切面观察TFCC。

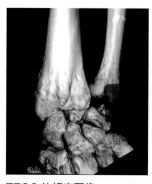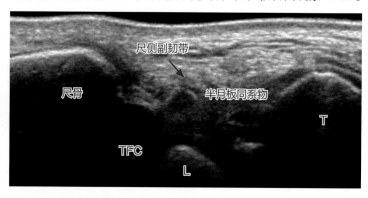

TFCC 的超声图像

尺侧副韧带和半月板同系物在尺骨和三角骨（T）之间，呈高回声。三角纤维软骨（TFC）的观察在半月板同系物的深部，且位于尺骨和月骨（L）之间

Q　**超声可以评估 TFCC 的损伤情况吗？**

TFCC 的正常厚度至少为 2.5 mm，在现阶段仅根据超声检查很难进行详细的损伤评估。

参考文献

[1] 中村俊康：手関節三角線維軟骨複合体の機能解剖学および組織学的検討 . 日整会誌 , 69:168–80, 1995.

[2] Chiou HJ, et al: Triangular fibrocartilage of wrist: presentation on high resolution ultrasonography. J ultrasound Med, 17:41–8, 19.

[3] 清水弘之：de Quervain 病の治療成績に影響する因子について . 日本手の外科学会雑誌 , 21:224–227, 2004.

[4] Nagaoka M, et al: Ultrasonographic examination of de Quervain's disease. J Orthop Sci, 5:96–99, 2000.

掌侧扫查

腕管

- 腕管（右图红色箭头）是由腕骨和腕横韧带形成的长约 2 cm 的管道，正中神经和 9 条指屈肌腱（拇长屈肌腱、第 2 ~ 5 指指浅屈肌腱、第 2 ~ 5 指指深屈肌腱）穿过腕管。

- 腕管内腱鞘炎（关节风湿病、透析等）和腕管内占据性病变（Kienböck 病、月骨脱臼等）导致的正中神经卡压性神经功能障碍统称为腕管综合征。

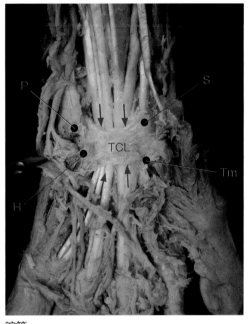

腕管

H—钩骨；P—豌豆骨；S—手舟骨；TCL—腕横韧带；Tm—大多角骨

Guyon 管

- 在超声检查时在腕横韧带正上方的尺侧、在豌豆骨与跳动的尺动脉之间可见回声强度略高的尺神经。

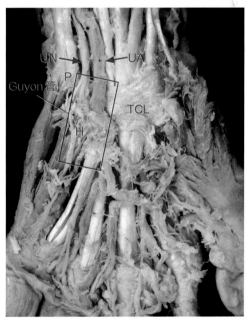

Guyon 管

H—钩骨；P—豌豆骨；TCL—腕横韧带；UA—尺动脉；UN—尺神经

腕横韧带

- 腕横韧带的近侧是豌豆骨的桡侧中心和舟骨结节的顶点（上图红色三角箭头），远侧是连接钩骨钩的顶点和大多角骨结节的顶点的膜状韧带（下图红色三角箭头），近侧比远侧更厚。

- 腕横韧带的正下方为正中神经（右图红色箭头），桡侧为拇长屈肌腱（右图 ** ），尺侧有 4 条指浅屈肌腱和 4 条指深屈肌腱。

- 进行腕管入口处和出口处的超声检查时，重要的是了解骨的轮廓并据此找到相应切面。

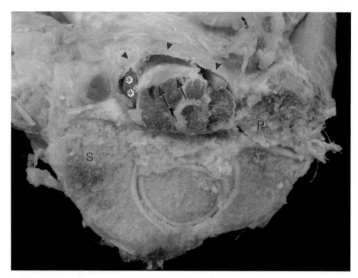

腕管入口

P—豌豆骨；S—手舟骨

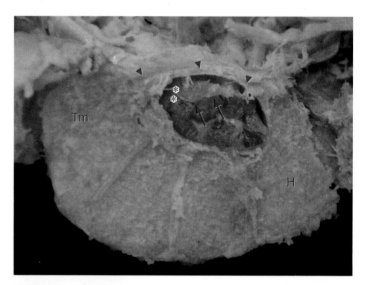

腕管出口

H—钩骨；Tm—大多角骨

桡侧扫查

伸肌腱的 6 个区

- 手指的伸肌腱位于由桡骨及尺骨的远端和伸肌腱支持带构成的 6 个骨纤维性管道。

- 桡骨桡侧有第 1 区（右图①）；桡骨背侧有第 2 区（右图②）、第 3 区（右图③）和第 4 区（右图④）。

- Lister 结节为位于第 2 区和第 3 区之间的骨隆起，以其为参考可以描出位置准确的声像图。

- 第 5 区（右图⑤）在尺骨背侧，第 6 区（右图⑥）在尺骨尺侧。

伸肌腱第 1 区

- 拇长展肌腱
- 拇短伸肌腱

伸肌腱第 2 区

- 桡侧腕长伸肌腱
- 桡侧腕短伸肌腱

伸肌腱第 3 区

- 拇长伸肌腱

伸肌腱第 4 区

- 指伸肌腱
- 示指伸肌腱

伸肌腱第 5 区

- 小指伸肌腱

伸肌腱第 6 区

- 尺侧腕伸肌腱

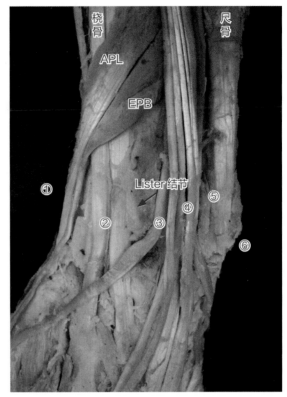

伸肌腱的走行

APL—拇长展肌腱；EPB—拇短伸肌腱

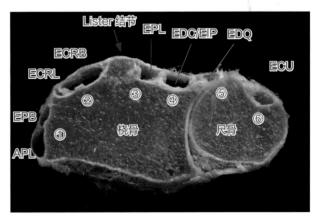

伸肌腱的 6 个区

APL—拇长展肌腱；ECRB—桡侧腕短伸肌腱；ECRL—桡侧腕长伸肌腱；ECU—尺侧腕伸肌腱；EDC—指伸肌腱；EDQ—小指伸肌腱；EIP—示指伸肌腱；EPB—拇短伸肌腱；EPL—拇长伸肌腱

交叉点

- 在腕关节的近端约5cm处,拇长展肌腱、拇短伸肌腱(伸肌腱第1区,右图①)斜跨过桡侧腕长伸肌腱、桡侧腕短伸肌腱(伸肌腱第2区,右图②),此处称为交叉点(右图*)。

- 超声检查时,重要的是了解这些肌腱的形态和位置并显示出来。

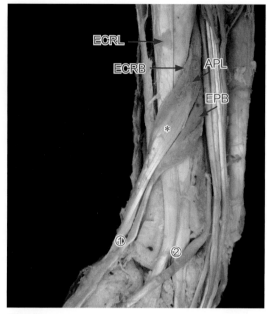

交叉点

APL—拇长展肌腱;ECRB—桡侧腕短伸肌腱;ECRL—桡侧腕长伸肌腱;EPB—拇短伸肌腱

指伸肌和示指伸肌的鉴别

- 在伸肌腱第4区的近端,指伸肌腱位于表层,示指伸肌腱(尺侧)和拇长伸肌腱(桡侧)位于深层。

- 指伸肌、示指伸肌都是羽状肌,但是示指伸肌的肌纤维比指伸肌的肌纤维附在更远端的位置。

- 将探头向近端移动,可以区分指伸肌腱和示指伸肌腱。

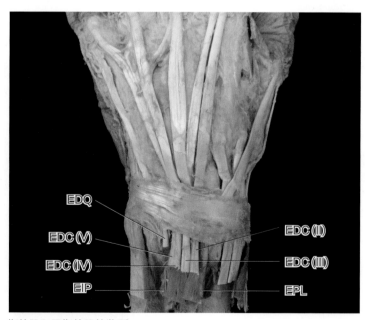

指伸肌和示指伸肌的鉴别

EDC—指伸肌腱;EDQ—小指伸肌腱;EIP—示指伸肌腱;EPL—拇长伸肌腱

解剖学"鼻烟窝"

- 当拇指最大程度地伸展并外展时，拇长伸肌腱和拇短伸肌腱形成的凹陷称为解剖学"鼻烟窝"（anatomical snuff box）。这个名称来源于把鼻烟粉末撒在该凹陷处并将其从鼻子吸入。
- 在这个部位可以观察到桡动脉、头静脉、桡神经的感知分支以及深部的手舟骨。

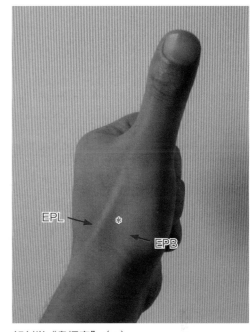

解剖学"鼻烟窝"（*）

EPB—拇短伸肌腱；EPL—拇长伸肌腱

尺骨茎突

- 连接三角骨和钩骨的腕尺侧副韧带以及连接桡骨远端月状窝的尺侧缘的桡尺远侧韧带都附着于尺骨茎突（掌侧、背侧）。
- 尺骨茎突为 TFCC 运动的支撑点。

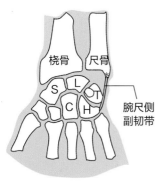

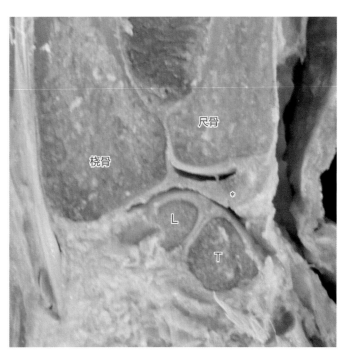

尺骨茎突（*）

C—头状骨；H—钩骨；L—月骨；S—手舟骨；T—三角骨

腕尺侧副韧带

■ 由于腕伸肌腱鞘底可以加强腕尺侧副韧带的背侧,因此两者在功能上统称为腕尺侧副韧带。

■ 腕尺侧副韧带的增厚部分被称为半月板同系物(meniscus homologue)。

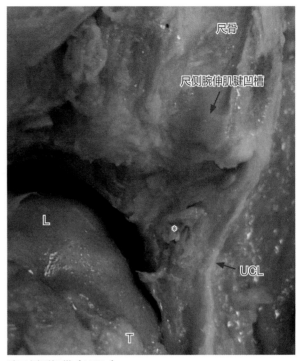

腕尺侧副韧带(UCL)

*—半月板同系物;L—月骨;T—三角骨

三角纤维软骨和三角韧带

■ 三角纤维软骨(TFC)在尺侧与半月板同系物相连,在桡侧与桡骨远端月状窝的尺侧缘相连。

■ 在超声检查时,重要的是了解半月板同系物和 TFC 的位置关系并显示出来。

■ 连接 TFC 与尺骨小窝的是三角韧带。

■ 三角韧带与 TFC 可用于评估桡尺远端关节间隙和桡腕关节间隙(随着年龄的变化,40%发生连通)。

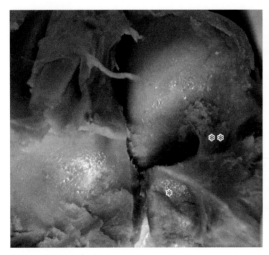

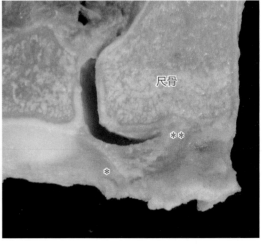

三角纤维软骨(*)

**—三角韧带

桡尺远侧韧带

- 桡尺远侧韧带连接尺骨茎突与桡骨远端月状窝的尺侧缘。
- 桡尺远侧韧带分为掌侧和背侧。
- 掌侧桡尺远侧韧带和背侧桡尺远侧韧带分别从掌侧、背侧支撑TFC。
- 在前臂的内旋和外旋运动中，TFC与桡骨远端关节面月骨窝成一体。

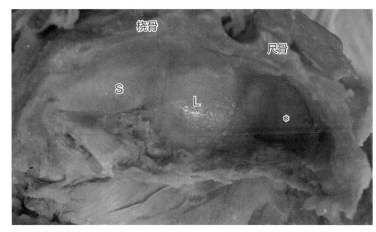

桡尺远侧韧带

—TFC；L—月骨；S—手舟骨

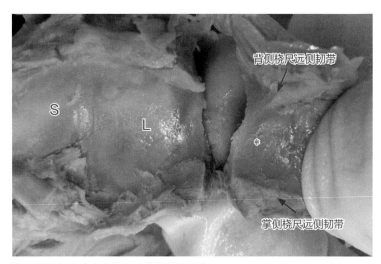

桡尺远侧韧带（去除腕骨，从远端观察）

—TFC；L—月骨；S—手舟骨

第四章

超声诊断上肢
肘关节

在肘关节的超声检查中，可以从前方、内侧、外侧、后方4个方向观察如下部位。

前方
①肱桡关节
②肱尺关节
③肱二头肌腱
④肱动脉
⑤正中神经
⑥桡神经

内侧
①尺侧副韧带前斜韧带
②尺神经

外侧
①滑膜皱襞
②肱骨外上髁
（桡侧腕短伸肌、指伸肌）

后方
①鹰嘴窝
②尺骨鹰嘴
③肱骨小头

基础知识

- 肘关节由3个关节构成，分别是肱桡关节、肱尺关节和桡尺近侧关节，它们被包裹在同一个关节囊中。
- 肱桡关节是由肱骨小头与桡窝构成的球窝关节，参与肘关节的屈伸和前臂的内旋、外旋动作。
- 肱尺关节是由肱骨滑车与尺骨滑车切迹构成的屈戌关节，参与肘关节的屈伸动作。
- 桡尺近侧关节是由桡骨的环状关节面与尺骨桡切迹构成的车轴关节，参与前臂的内旋、外旋动作。
- 通过改变检查体位，几乎可以观察到肘关节的所有部位。具体可以观察到构成肘关节的3个关节，即肱桡关节、肱尺关节、桡尺近侧关节，以及内外侧副韧带、肘关节周围肌群、始于前臂的支配手部的神经等。
- 肘部疼痛多与软组织有关，因此超声检查对于了解症状、做出正确诊断非常有价值。

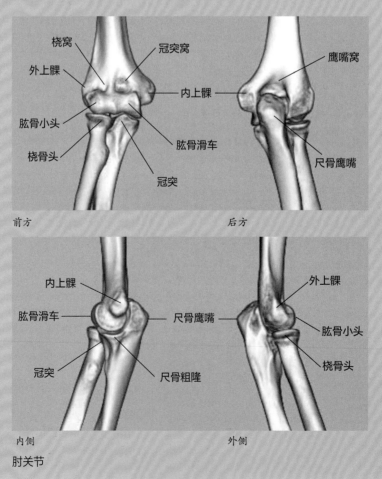

肘关节

前方扫查

超声扫查肘关节前方不但可以观察肱桡关节、肱尺关节，还可以观察走行在肘关节前方的肱二头肌腱、肱动脉、正中神经和桡神经。

检查体位

体位：患者坐位，肘关节伸展位。

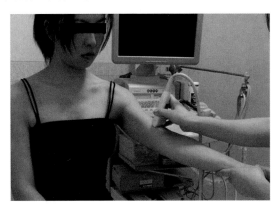

超声扫查肘关节前方时的检查体位

检查顺序

肱骨远端

Step1　观察肱骨干

探头移动

探头置于前方，在短轴切面观察肱骨干远端。

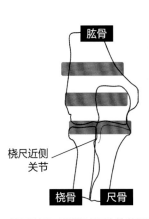

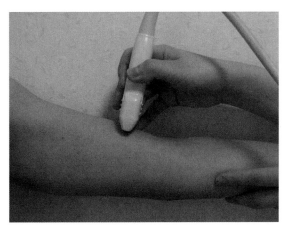

观察肱骨干远端时探头的位置

探头置于肘关节前方，在短轴切面观察肱骨干。

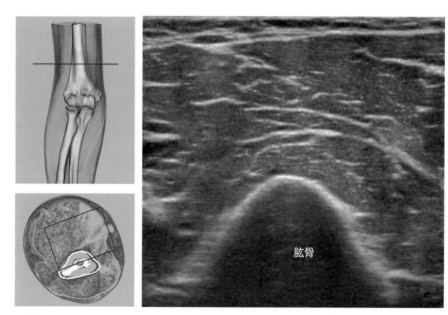

肱骨干

呈半圆形的高回声结构即肱骨干

Step2 观察桡窝和冠突窝

探头向远端平行移动。

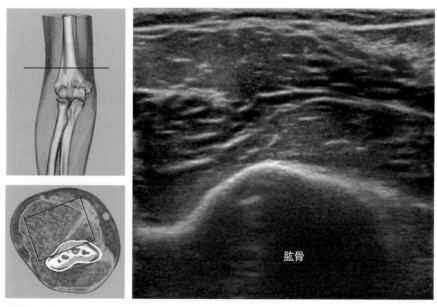

肱骨干远端

越向远端移动，半圆形高回声结构的宽度（骨的宽度）越大

探头向远端平行移动，直至看到骨表面的凹陷。

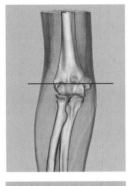

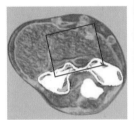

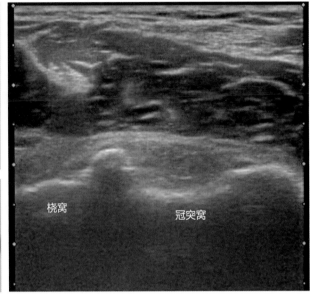

桡窝、冠突窝

在靠近中央位置有隆起的沟状部位为桡窝，两个隆起之间的沟状部位为冠突窝。两者均被呈高回声的脂肪体覆盖

Step3　观察肱骨小头、肱骨滑车

探头移动

探头从桡窝、冠突窝向远端继续平行移动。

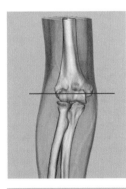

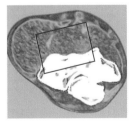

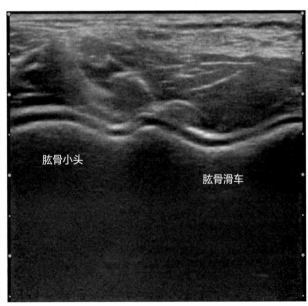

肱骨小头、肱骨滑车

外侧的隆起为肱骨小头，内侧的凹陷为肱骨滑车。二者表面被呈带状低回声的关节软骨覆盖

关节水肿在桡窝和冠突窝呈低回声，可据此轻松判断。伴随骨折出现的血肿，其回声强度略高。

水肿、血肿会在冠突窝、桡窝的表面和脂肪体之间潴留，导致脂肪体相对上浮。脂肪体上浮在普通X线片中常作为脂肪垫的标志。

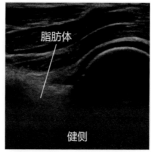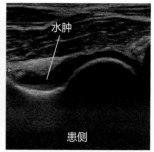

关节水肿

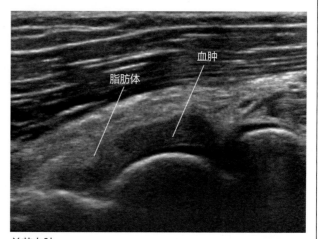

关节血肿

Q 如何观察棒球肘？

在日本，约有2%的小学生棒球运动员会出现外侧型棒球肘，多发部位是肱骨小头。棒球肘从肱骨小头外侧向中央发展，也从外侧向中央修复。观察早期病例时，注意不要遗漏肱骨小头外侧的病变。

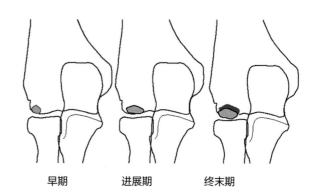

外侧型棒球肘的进展过程（1）

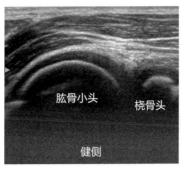
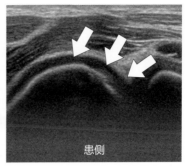

早期

注意肱骨小头骨轮廓不规整、软骨增厚（白色箭头）

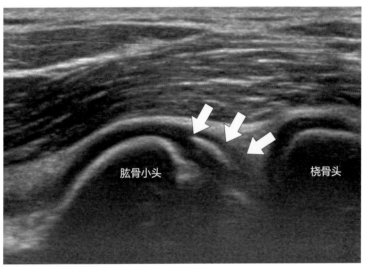

进展期

注意肱骨小头缺损，呈线状高回声（白色箭头）

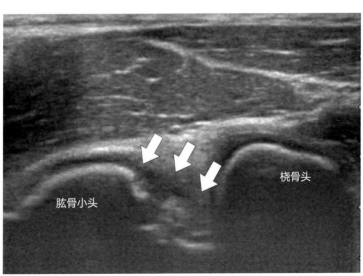

末期

注意肱骨小头缺损，呈线状高回声，以及软骨表面的落差（白色箭头）

外侧型棒球肘的进展过程（2）

肱肌位于肱骨小头和肱骨滑车的前方，与外侧肱桡肌之间是桡神经的运动支与感觉支，肱肌前方从外侧开始依次为肱二头肌腱、肱动脉、正中神经。

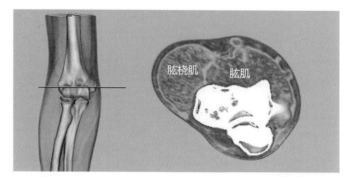

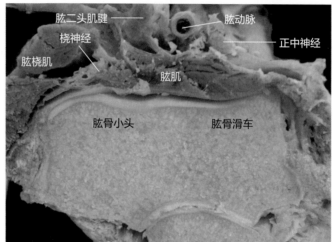

从肘关节前方可以观察到的软组织

肱桡关节

Step1 观察肱桡关节的长轴切面

探头移动

将探头旋转 90°，观察肱桡关节的长轴切面。

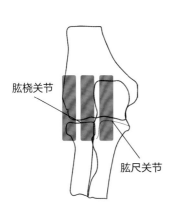

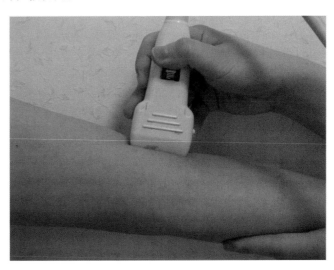

探头的放置

肱桡关节由肱骨和桡骨构成，位于肘关节正中偏外侧

探头移动

使肱骨小头（近侧端）位于画面左侧，桡骨头（远侧端）位于画面右侧。

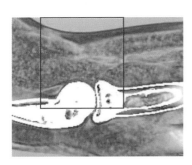

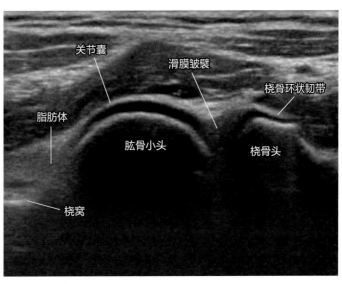

关节囊

滑膜皱襞

桡骨环状韧带

脂肪体

肱骨小头

桡骨头

桡窝

肱桡关节的长轴切面

桡骨头被呈低回声的软骨覆盖，其外是呈高回声的桡骨环状韧带。滑膜皱襞位于肱骨小头和桡骨头之间。桡窝的脂肪体是关节囊内、滑膜外的组织

外侧型棒球肘(剥脱性骨软骨炎)的多发部位是肱骨小头远端前方,因此探头应置于肘关节前方。当肘关节的伸展受限时,要留心观察,避免漏诊。

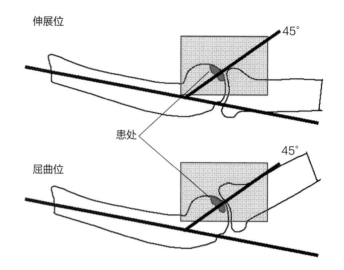

伸展位

45°

患处

屈曲位

45°

外侧型棒球肘(剥脱性骨软骨炎)的多发部位
肱骨小头相对肱骨轴约 45° 前倾,肱骨小头损伤的特点是以肱骨小头轴的顶点为中心发生损伤。因此,在伸展受限的肱骨小头损伤中,探头置于肘关节前方时,有时患处会被桡骨头遮挡

Step2 观察肱桡关节近端

探头移动

探头向近端方向移动,观察桡窝。

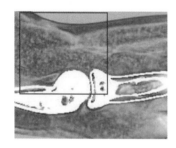

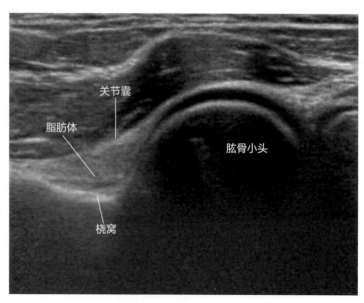

关节囊

脂肪体

肱骨小头

桡窝

桡窝
桡窝是肘部最大屈曲位下、桡骨头进入的凹陷部。脂肪体位于桡窝与关节囊之间

Q 关节水肿的超声影像有什么特征?

　　存在关节水肿时,在桡窝和脂肪体之间可见低回声区域。

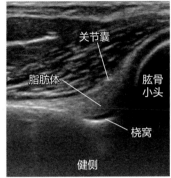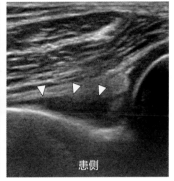

关节囊
脂肪体
肱骨小头
桡窝
健侧
患侧

关节水肿

正常情况下,在呈线状高回声的桡窝和关节囊之间可见呈高回声的脂肪体。

存在关节水肿时,桡窝和脂肪体之间可见低回声区域(白色三角箭头)

Q 肘关节内游离体的超声影像有什么特征?

　　棒球肘的病例较常见桡窝内游离体,超声下可见骨呈高回声,软骨呈低回声。

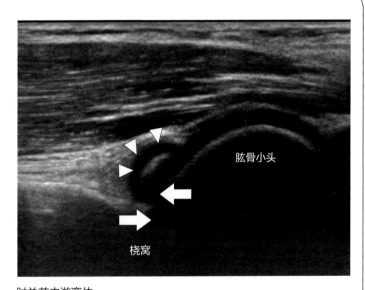

肱骨小头
桡窝

肘关节内游离体

超声下骨呈高回声,软骨呈低回声(白色三角箭头)。骨相对其附近结构较大时,受声影的影响,无法观察到其后方结构(白色箭头)

Step3　观察肱桡关节远端

探头移动

向远端移动探头，观察桡骨。

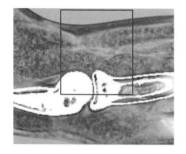

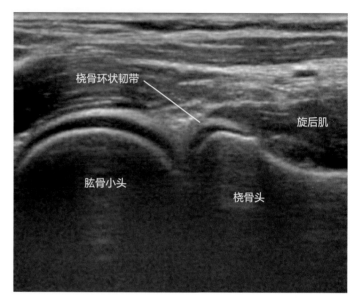

肱桡关节远端
呈线状高回声的桡骨环状韧带覆盖桡骨头，其深层为呈低回声的关节软骨。旋后肌起自肱骨外上髁和尺骨近端

Q　**在肱桡关节远端的关节水肿、关节血肿有什么超声表现？**

　　关节水肿、血肿时，桡骨环状韧带远端的囊状凹陷内区域呈低回声，正常情况下囊状凹陷内不会看到水肿。

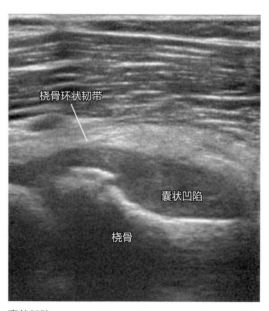

囊状凹陷
在桡骨环状韧带的远端，囊状凹陷内可见低回声区域

Q 桡骨头半脱位的超声影像有什么特点?

桡骨头半脱位又称牵拉肘,其特点是旋后肌与桡骨环状韧带一起被拉入肱桡关节内。

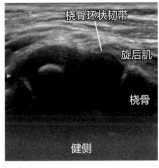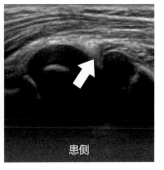

桡骨环状韧带
旋后肌
桡骨
健侧
患侧

桡骨头半脱位

可见旋后肌与桡骨环状韧带一起被拉入肱桡关节内(白色箭头)

若受伤后长期未复位,在复位后仍可见旋后肌肿胀、呈高回声。

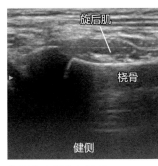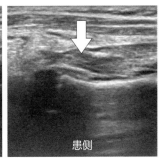

旋后肌
桡骨
健侧
患侧

桡骨头半脱位复位后

在桡骨头半脱位复位后,仍可见旋后肌肿胀、呈高回声(白色箭头)

Q 旋后肌腱弓是什么?

桡神经进入旋后肌要穿过旋后肌腱弓,桡神经运动支(深支)在此处被卡压,导致神经支配区功能障碍,称为旋后肌综合征(骨间后神经麻痹)。

超声下可见神经周围的压迫要素,以及神经收缩。

探头移动

探头置于肱骨小头正上方观察桡神经短轴切面。

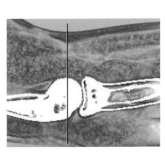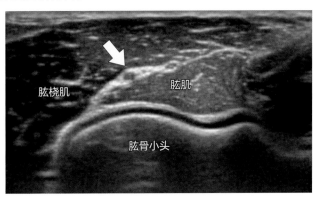

肱桡肌
肱肌
肱骨小头

桡神经短轴切面(肱骨小头正上方平面)

可见桡神经运动支(白色箭头)

观察肱肌和肱桡肌之间的圆形低回声结构（外侧为桡神经运动支，内侧为桡神经感觉支）。同时，将探头向远端平移。

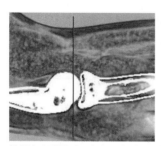

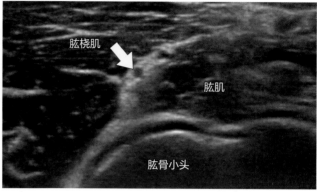

桡神经短轴切面（肱骨小头远端平面）

可见桡神经运动支（白色箭头）

探头移动

探头越过肱桡关节，平移至桡骨头位置。

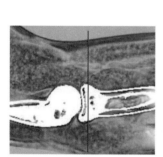

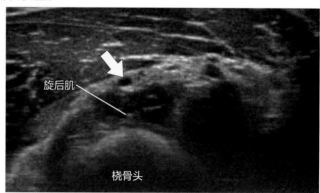

桡神经运动支短轴切面（旋后肌入口平面）

可见桡神经运动支（白色箭头）

探头移动

探头平移至桡神经运动支进入旋后肌表层和深层之间的位置。

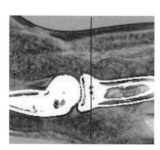

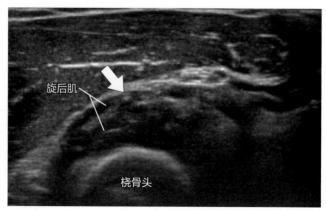

桡神经运动支短轴切面（旋后肌平面）

可见桡神经运动支（白色箭头）

保持桡神经运动支在画面中央，将探头旋转90°。

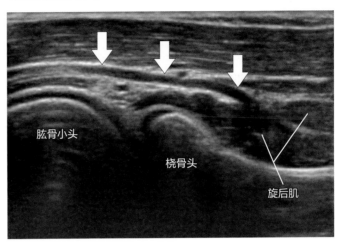

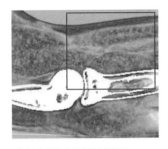

桡神经运动支长轴切面

可见桡神经运动支（白色箭头）

肱尺关节

Step1　观察肱尺关节的长轴切面

探头移动

探头向内侧平移，观察肱尺关节的长轴切面。

肱骨滑车（近侧端）位于画面左侧，冠突（远侧端）位于画面右侧。

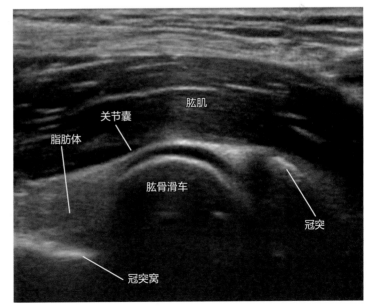

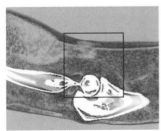

肱尺关节的长轴切面

包裹肱尺关节的关节囊呈线状高回声。在关节囊表层有肱肌走行，附着在冠突远端

Step2 观察肱尺关节近端

探头移动

探头向肱尺关节近端方向移动，描出冠突窝。

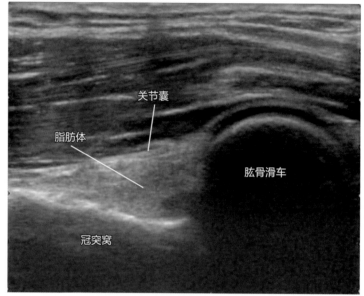

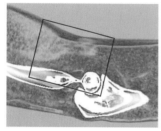

肱尺关节近端

在呈线状高回声的关节囊与冠突窝之间，是呈高回声的脂肪体

Q 肱尺关节如果存在水肿，可以观察到什么样的超声影像？

存在关节水肿的病例，在冠突窝与脂肪体之间可见低回声区域。如果是新鲜出血则呈高回声。

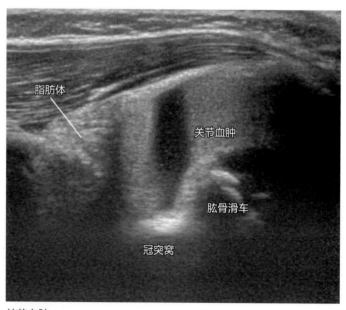

关节血肿

在冠突窝与脂肪体之间，可见呈高回声的关节血肿

Step3　观察肱尺关节远端

探头移动

探头向肱尺关节远端方向移动，描出冠突。探头稍微下压，使声束垂直于冠突。

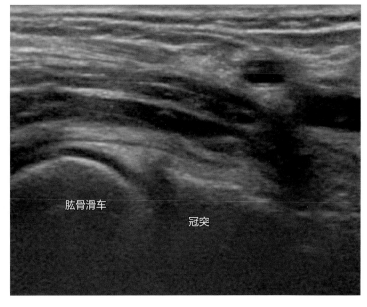

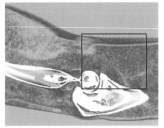

肱尺关节远端

Q 冠突骨折时会观察到什么样的超声影像？

存在关节水肿时，在肱骨滑车前方可见低回声区域，骨折伴有新鲜出血时可见高回声区域。

肘关节后方脱位时，也多见冠突骨折。

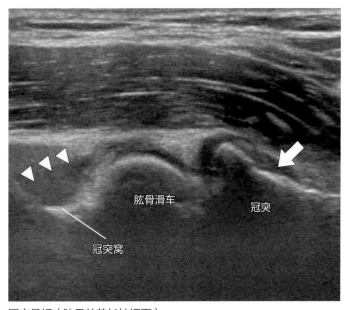

冠突骨折（肱尺关节长轴切面）

可见冠突不连续（白色箭头），在脂肪体与冠突窝之间可见骨折伴有呈高回声的关节血肿（白色三角箭头）。多与肘关节后方脱位一起出现

✸ 注意：异常图像

■ 肱骨小头轮廓不规则

正常情况下肱骨小头呈连续的线状高回声，当轮廓不规则时，提示肱骨小头存在剥脱性骨软骨炎。

> 本应呈圆形高回声的肱骨小头轮廓不规则（右图白色箭头），提示剥脱性骨软骨炎。

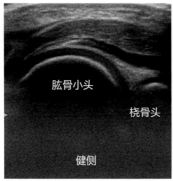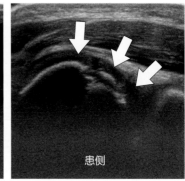

肱桡关节长轴切面

■ 伴有声影的高回声结构

在肱桡关节、肱尺关节前方、呈高回声的关节囊内的伴有声影的高回声结构是关节内游离体。

> 在肱桡关节前方、关节囊内的是伴有声影的关节内游离体（右图白色箭头）。

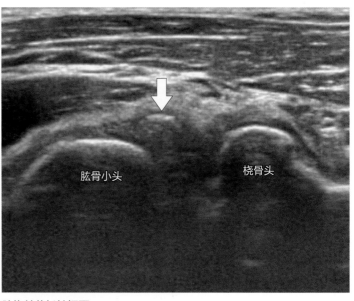

肱桡关节长轴切面

■ 肱肌前方的低回声区域

在主诉肘关节前方肿胀与旋后疼痛的病例中，多见肱肌前方水肿。在内部可见肱二头肌腱者为肱桡滑囊炎。超声下穿刺吸引与类固醇注射疗效显著。

在规律跳动的肱动脉外侧可见水肿（右图白色三角箭头），内部可见呈高回声的肱二头肌腱，是肱桡滑囊炎的超声表现。

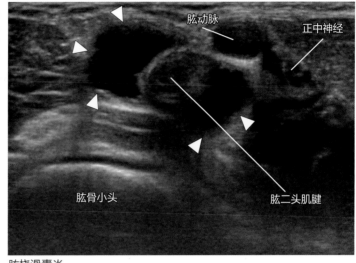

肱桡滑囊炎

内侧扫查

内侧扫查时，主要可以观察由于投掷动作和外伤导致的尺侧副韧带前斜韧带损伤，以及容易出现卡压性损伤的尺神经。

检查体位

体位：坐于患者正前方，患者肘关节于 90° 屈曲位，探头置于肘关节内侧。

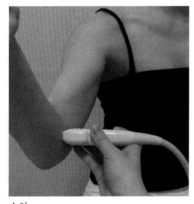

右肘

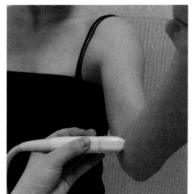

左肘

内侧扫查的检查体位

观察右肘时右手持探头，观察左肘时左手持探头

检查顺序

Step1　观察尺侧副韧带前斜韧带长轴切面

探头移动

观察韧带的关键是描记出韧带附着的骨而非韧带本身。如果试图描记韧带本身，不仅无法获得高再现性图像，也无法评估韧带缺损情况。因此要先描记肱骨内上髁，因为其为体表骨性标志且为韧带一端的附着处。

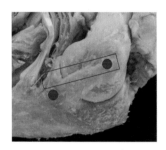
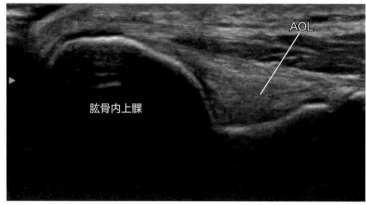

尺侧副韧带前斜韧带长轴切面

描记肱骨内上髁，前斜韧带（AOL）的一端附着于肱骨内上髁，为右侧较低、微凸、呈线状高回声的斜面

探头移动

保持肱骨内上髁斜面的位置不变的同时旋转探头，描出韧带另一端的附着处（尺骨粗隆）。

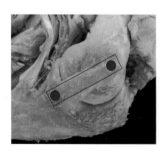
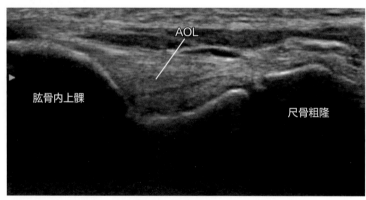

尺骨粗隆

前斜韧带（AOL）的另一端附着于尺骨粗隆，前斜韧带为微凸、呈线状高回声的隆起

肘关节尺侧副韧带

- 肘关节尺侧副韧带由前斜韧带、后斜韧带、横韧带组成。其中抵抗肘关节外翻压力最重要的部分是前斜韧带。

- 前斜韧带连接肱骨内上髁的前下方与尺骨冠突侧壁的隆起（尺骨粗隆）。

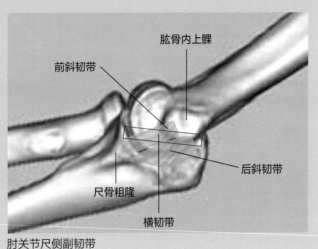

肘关节尺侧副韧带

Q 肘关节尺侧副韧带损伤的超声影像有什么特征？

　　健康的肘关节尺侧副韧带呈三角形高回声，肱骨内上髁为其底边。

　　新受伤病例，在断裂处可清晰观察到纤维形态中断，受伤韧带比健康韧带更厚，呈低回声。

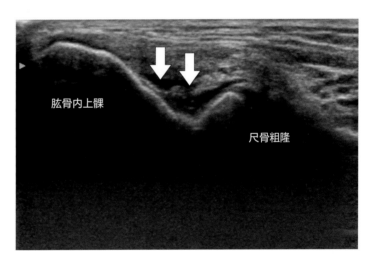

肘关节尺侧副韧带损伤（成年人）

成年人多见韧带实质损伤。肱骨内上髁侧的断裂处呈低回声（白色箭头）

Q 幼儿的肘关节尺侧副韧带损伤的超声表现与成年人的有什么差异?

成年人多见韧带实质损伤。与此不同的是,发育期的内侧型棒球肘几乎都是韧带附着处(肱骨内上髁)的撕裂骨折,因而可见伴有声影的骨片。

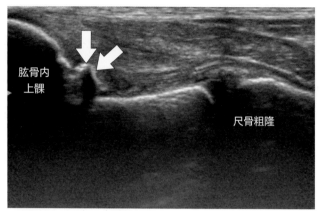

幼儿肘关节尺侧副韧带损伤
可见伴有声影的骨片(白色箭头)

 ## 注意:异常图像

■ 肱骨内上髁的不连续线状高回声

约 40% 的小学生棒球运动员存在这种异常表现。不伴有声影的薄骨片(下图 a 白色箭头)常见于单次投球中瞬间发生的撕裂骨折,伴有声影的豆状骨片(下图 b 白色箭头)可见于旧伤。一般情况下预后良好,但某些不稳定的病例的损伤有向外侧、后方发展的风险。

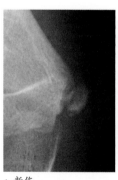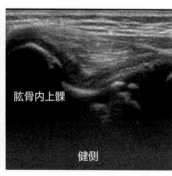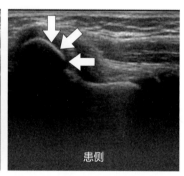

a. 新伤

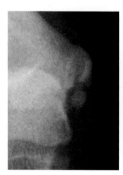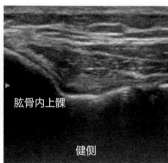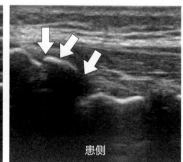

b. 旧伤

肱骨内上髁呈不连续线状高回声

■ 尺骨粗隆的不连续线状高回声

有时前斜韧带附着的尺骨粗隆处会出现撕裂骨折，但与肱骨内上髁一侧相比发生频率较低。

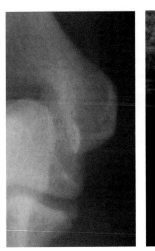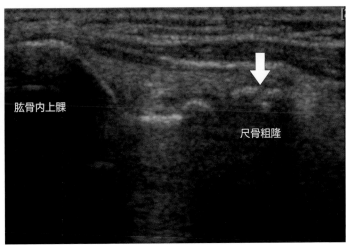

尺骨粗隆的不连续线状高回声

前斜韧带附着的尺骨粗隆处出现撕裂骨折（白色箭头）

■ 肱骨内上髁前下方的骨隆起

在一些已经完成肘关节骨化的高中生及年龄更大的运动员中，肱骨内上髁前下方的骨常隆起。这是由发育期内侧型棒球肘造成的骨片变形在治愈后形成的。此影像提示患者在小学高年级时曾患内侧型棒球肘，也提示患者可能有不良的投球姿势、髋关节和踝关节的可动区域可能有潜在问题。

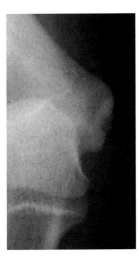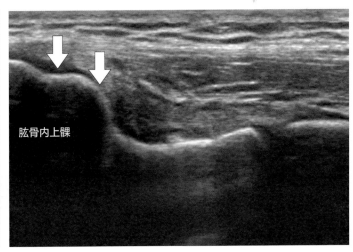

肱骨内上髁前下方的骨隆起（白色箭头）

提示患者在小学高年级时曾患内侧型棒球肘

■ 与健侧相比，前斜韧带增厚、呈低回声

这是前斜韧带受到慢性超负荷压迫而出现损伤的超声表现。前斜韧带虽粗但纤维形态不再清晰、呈低回声，这说明韧带实质已经变性，单位面积的力学强度正在降低。可以通过双画面

模式与健侧（非投球侧）比较来评估韧带实质增厚、信号变化。

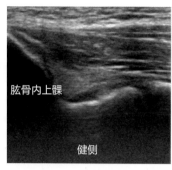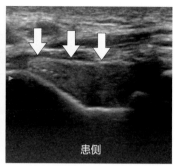

前斜韧带增厚、呈低回声
提示前斜韧带受到慢性超负荷压迫而出现损伤（白色箭头）

Step2　观察肘管

【探头移动】

探头置于肘关节稍远端内侧。

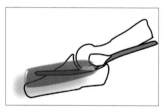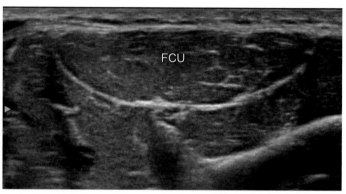

尺侧腕屈肌（FCU）短轴切面

【探头移动】

调整探头位置，使尺侧腕屈肌深层的尺神经位于画面中央。探头向近端方向移动时，可见尺侧腕屈肌深层凹陷，凹陷处为尺神经。

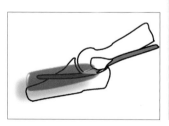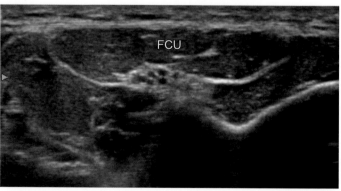

尺侧腕屈肌（FCU）的凹陷

探头移动

探头进一步向近端移动，可见尺侧腕屈肌分为两个肌腹。

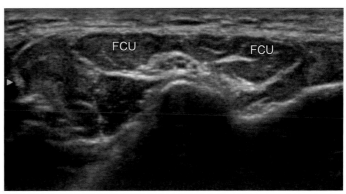

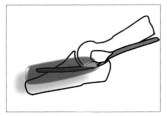

尺侧腕屈肌（FCU）分为两个肌腹

探头移动

两个肌腹分别为尺侧腕屈肌肱骨头和尺侧腕屈肌尺骨头，两者由呈线状高回声的 Osborne 韧带连接。

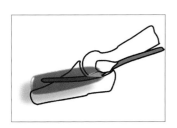

尺侧腕屈肌肱骨头、尺侧腕屈肌尺骨头、Osborne 韧带

Osborne 韧带是尺神经的生理性卡压结构

FCU—尺侧腕屈肌

探头移动

保持尺神经位于画面中央，探头继续向近端移动，描记肱骨内上髁。

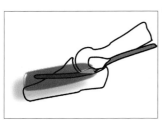

肱骨内上髁

尺神经位于肱骨内上髁的斜面中央。调整探头的位置，保持肱骨内上髁形态不变，同时屈曲肘关节，可观察尺神经是否脱位。

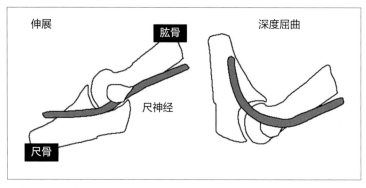

动态观察尺神经

尺神经走行于肱骨内上髁后方。随着肘关节屈曲角度增加，约 20% 的人会发生前方脱位，约 30% 的人会发生前方半脱位。前方脱位多会导致尺神经麻痹

Q 什么情况会导致末梢神经增粗？

不是在神经受压迫处，而是在其近端出现的退行性增粗称为伪神经瘤。

出现于长期压迫病例，初期大多症状不明确。连续观察末梢神经至尺神经的短轴切面，可见尺神经在通过 Osborne 韧带后切面时面积迅速增大。超声下，使患侧与健侧肱骨内上髁形状一致，比较患侧与健侧的图像，这有助于在尺神经长轴切面描记伪神经瘤。

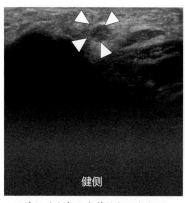
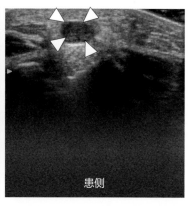

健侧　　患侧

a. 尺神经（白色三角箭头）短轴切面

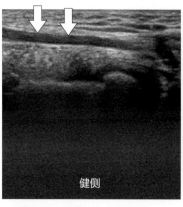
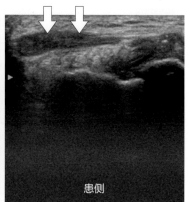

健侧　　患侧

b. 尺神经（白色箭头）长轴切面

伪神经瘤

诊断神经系统疾病的关键是根据神经传导速度进行质性评估。超声检查可以轻易并快速地诊断是否有压迫神经的病变，也就是骨赘（骨质增生）和囊肿等病变。

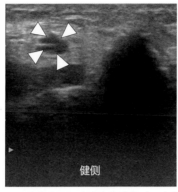
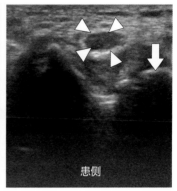

健侧　　　　　　　患侧

a. 肘关节退行性关节炎伴骨赘（白色箭头）

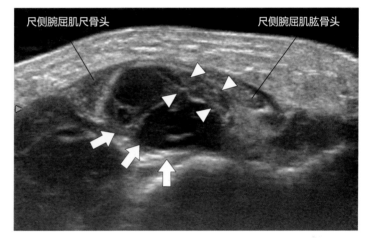

尺侧腕屈肌尺骨头　　　　　　　　尺侧腕屈肌肱骨头

b. 囊肿（白色箭头）

压迫性病变

局部解剖

肘管

● 肱骨内上髁后壁与肱尺关节以及覆盖在尺侧腕屈肌肱骨头与尺侧腕屈肌尺骨头之间的筋膜（Osborne 韧带），共同构成的骨纤维性管道，就是肘管。

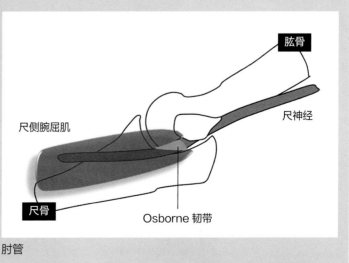

肱骨

尺神经

尺侧腕屈肌

尺骨

Osborne 韧带

肘管

尺神经的损伤除了由压迫导致外，还可以由伴随肘关节屈曲出现的尺神经脱位、半脱位导致。

如果按压探头时过于用力则无法观察到尺神经脱位。可以在动态观察时使用硅胶垫，或者厚涂耦合剂，然后轻压观察。

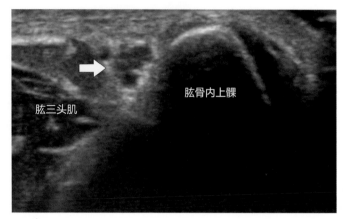

a. 正常

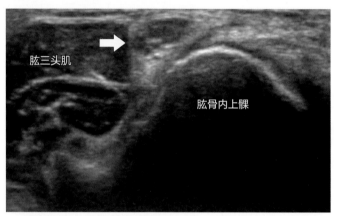

b. 半脱位

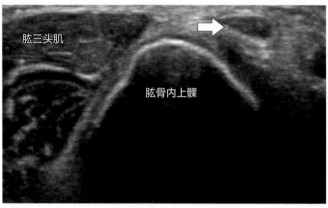

c. 脱位

尺神经半脱位、脱位

肘关节从伸展位转换为屈曲位时，尺神经（白色箭头）低于肱骨内上髁最高点为正常（a），约占50%；高于最高点但未越过肱骨内上髁为半脱位（b），约占30%；完全越过肱骨内上髁为脱位（c），约占20%。尺神经越过肱骨内上髁的病例，在肘关节屈伸动作的反复刺激下，可能出现尺神经麻痹

注意：异常图像

■ 肘管内的骨赘

肘管综合征中多数病例伴有肘关节畸形。原因是深处的骨赘导致肘管狭窄，压迫了神经。

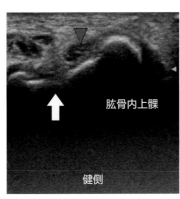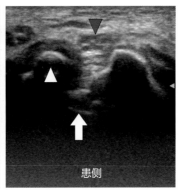

肱骨内上髁

健侧

患侧

肘管内的骨赘

尺神经（红色三角箭头）被肱骨滑车和鹰嘴的关节面（白色箭头）的骨赘（白色三角箭头）向上推高

■ 肘管内的囊肿

症状严重且超声表现与症状相符的病例可以考虑囊肿压迫神经。囊肿有时伴肘关节畸形，多与关节交通。

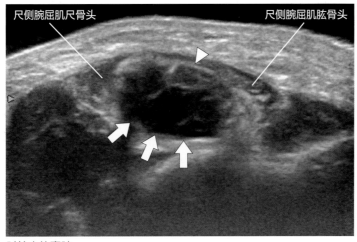

尺侧腕屈肌尺骨头

尺侧腕屈肌肱骨头

肘管内的囊肿

呈低回声的囊肿（白色箭头）将尺神经（白色三角箭头）向上推高

外侧扫查

外侧扫查主要可以观察肱骨外上髁、附着在肱骨外上髁的桡侧腕短伸肌、指伸肌以及滑膜皱襞。

检查体位

体位：坐于患者接受检查的一侧。

探头移动

患者肘关节屈曲位，探头置于肘外侧。

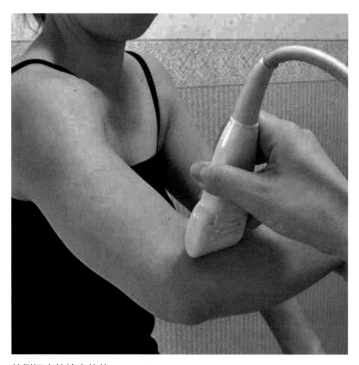

外侧扫查的检查体位

检查顺序

Step1　观察长轴切面

探头移动

使肱骨外上髁位于画面左侧。探头沿体表能够触及的肌腹走行方向移动，或者向腕关节的桡骨背侧结节的桡侧（伸肌腱第2区）方向移动。

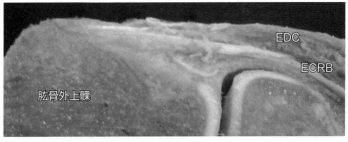

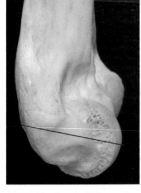

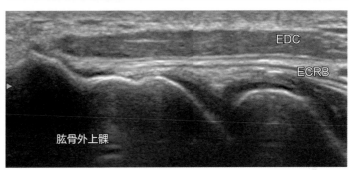

桡侧腕短伸肌长轴切面

在肱骨外上髁附近，呈纤维形态的桡侧腕短伸肌（ECRB）走行于指伸肌（EDC）的肌腹下层。桡侧腕短伸肌的特征是在肱骨外上髁到桡骨头附近仅有腱性组织，与此不同，指伸肌在走行至肱骨外上髁之前一直有肌性组织

Step2 观察短轴切面

探头移动

将探头向短轴方向旋转90°（下图a），继续向近端移动。桡侧腕短伸肌仅肌腱部分走行在指伸肌（下图b～e白色三角箭头）的深层。

在外上髁的顶点附近，桡侧腕短伸肌和指伸肌的肌腱部分合而为一（下图f）。

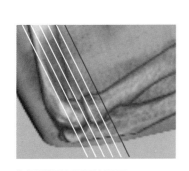

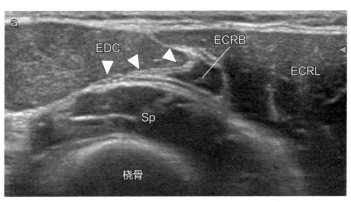

桡侧腕短伸肌短轴切面

a. 在桡骨干近端有旋后肌（Sp）走行，其表层从尺侧开始可见桡侧腕长伸肌（ECRL）、桡侧腕短伸肌（ECRB）、指伸肌（EDC）依次排列

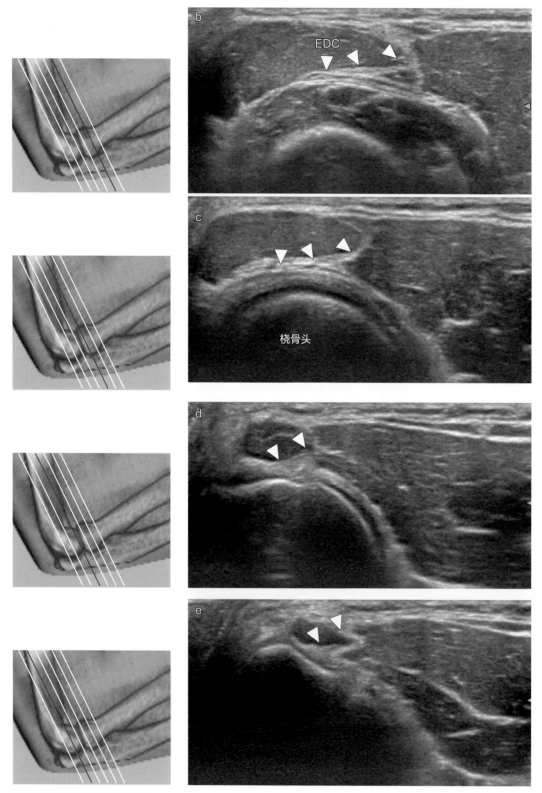

桡侧腕短伸肌短轴切面（续）

b ~ e. 桡侧腕短伸肌（ECRB）的肌腹走行于桡侧腕长伸肌（ECRL）的深层，在偏近端位置变为膜状肌腱（腱膜），走行在指伸肌（EDC）肌腹的深层

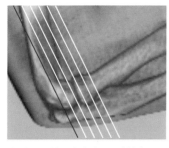
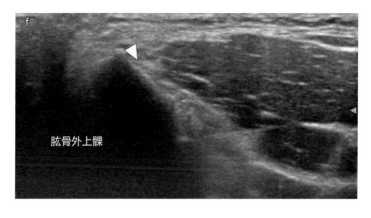

桡侧腕短伸肌短轴切面（续）

f. 桡侧腕短伸肌（ECRB）的腱膜部分与指伸肌（EDC）的肌腱组成联合腱（白色三角箭头）

局部解剖

桡侧腕短伸肌与指伸肌

● 由远端至近端，桡侧腕短伸肌依次走行在桡侧腕长伸肌、指伸肌的深层。

ECRL

ECRB

EDC

桡侧腕短伸肌（ECRB）与指伸肌（EDC）[1]

ECRL—桡侧腕长伸肌

Q　肱骨外上髁炎（网球肘）的特征是什么？

正常情况下，在肱骨内上髁略倾斜的斜面上，可见呈高回声及纤维形态的、由指伸肌腱与桡侧腕短伸肌腱形成的联合腱。

肱骨外上髁炎的特点是联合腱增厚，纤维形态不清晰，超声亮度下降等。联合腱与关节囊合为一体。

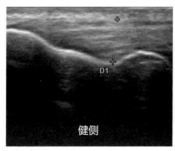
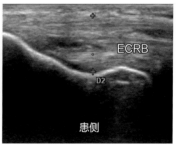

肱骨外上髁炎（网球肘）长轴切面

桡侧腕短伸肌腱（ECRB）的亮度略下降，与健侧相比，患侧的桡侧腕短伸肌腱比健侧的厚

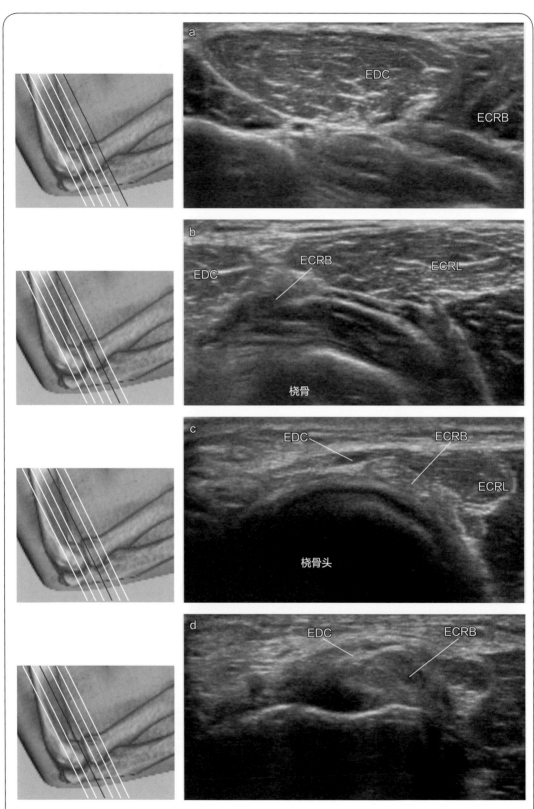

肱骨外上髁炎（网球肘）短轴切面

从远端（a）向近端（f），可见桡侧腕短伸肌腱（ECRB）的亮度逐渐降低，厚度逐渐增加

ECRL—桡侧腕长伸肌腱；EDC—指伸肌腱

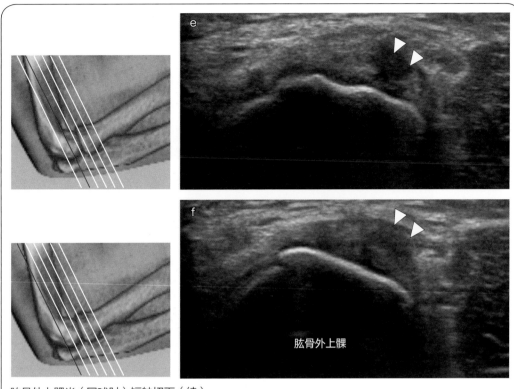

肱骨外上髁炎（网球肘）短轴切面（续）

白色三角箭头—桡侧腕短伸肌腱与指伸肌腱组成的联合腱

 ## 注意：异常图像

■ 肌腱内的低回声变化

　　肌腱实质部分呈低回声、纤维形态消失，意味着位于指伸肌深层的桡侧腕短伸肌腱退行性变或断裂。这是肱骨外上髁炎的影像特征。

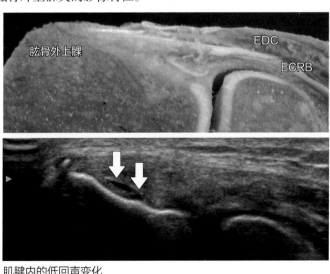

肌腱内的低回声变化

肌腱内出现低回声（白色箭头）意味着位于指伸肌（EDC）深层的桡侧腕短伸肌（ECRB）的肌腱出现退行性变或断裂

■ 肱骨外上髁堤状骨赘

在肱骨外上髁的顶点观察到与肌腱的走行不同的堤状骨赘，可见于约 60% 的慢性肱骨外上髁炎。

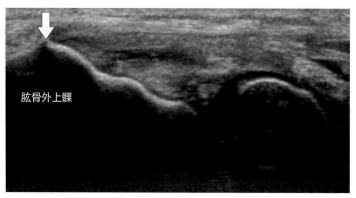

a. 在慢性肱骨外上髁炎中，在外上髁的顶端常见堤状的骨赘（白色箭头）

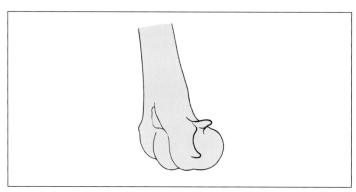

b. 肱骨外上髁的堤状骨赘位于外上髁的顶端，呈 C 字状

肱骨外上髁的堤状骨赘[2]

■ 肱骨外髁不连续

幼儿的肱骨外髁骨折在普通 X 线片中常漏诊。

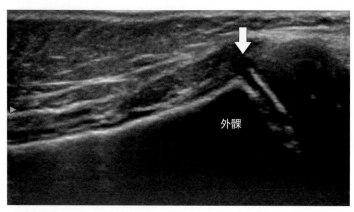

肱骨外髁骨折（幼儿）

超声检查比普通 X 线检查更容易发现肱骨外髁骨折（白色箭头）

后方扫查

后方扫查时，肘关节取屈曲位，可以观察鹰嘴窝、尺骨鹰嘴以及肱骨小头。

由于重力的影响，水肿十分容易观察，这对关节内病变的筛查非常有帮助。

外侧型、后方型棒球肘中肱骨小头、尺骨鹰嘴的病变，在肘关节屈曲位下的后方扫查时容易观察到。

检查体位

探头移动

坐于患者正面，患者肘关节取屈曲位，探头置于肘关节后方。

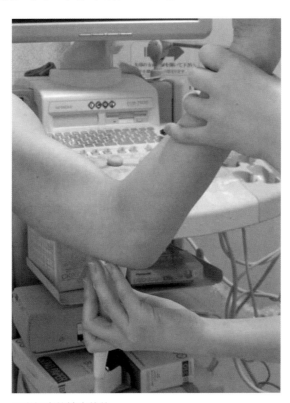

后方扫查的检查体位

用未持探头的手握住患者的手腕，一边改变肘关节屈曲角度，一边观察尺骨鹰嘴、鹰嘴窝。

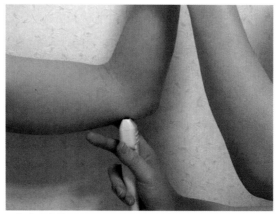

a. 轻度屈曲位

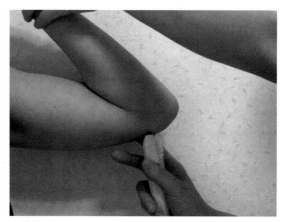

b. 最大屈曲位
尺骨鹰嘴、鹰嘴窝的检查体位

肘关节取最大屈曲位，将探头置于肘关节后方，观察肱骨小头、尺骨鹰嘴。

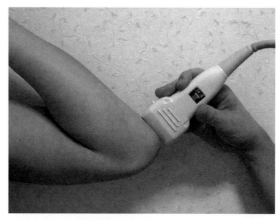

肱骨小头、尺骨鹰嘴的检查体位

检查顺序

Step1 观察鹰嘴窝

探头移动

观察肱骨干到鹰嘴窝的短轴切面。

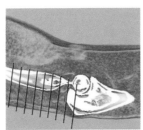

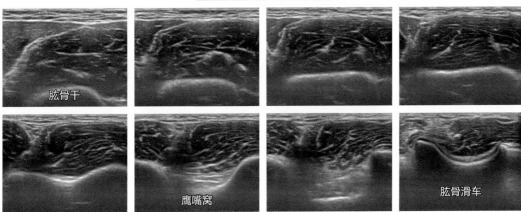

鹰嘴窝的短轴切面

探头移动

探头旋转90°，一边改变肘关节屈曲角度，一边观察鹰嘴窝的长轴切面。

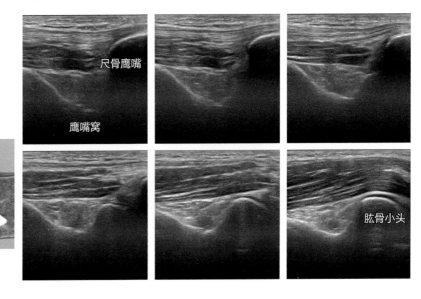

鹰嘴窝的长轴切面

受检查体位与重力的影响,关节水肿、血肿在鹰嘴窝处最容易被发现。鹰嘴窝与脂肪体之间的关节水肿呈低回声,新鲜出血呈高回声。

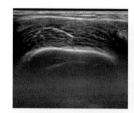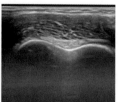

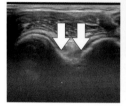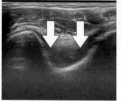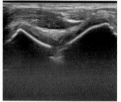

关节水肿(1)
可见鹰嘴窝与脂肪体之间呈低回声的关节水肿(白色箭头)

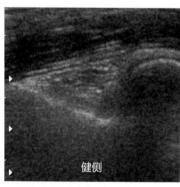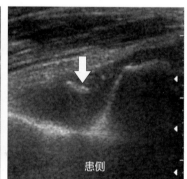

关节水肿(2)
可见鹰嘴窝与脂肪体之间呈低回声的关节水肿,内部可见呈高回声的游离体(白色箭头)

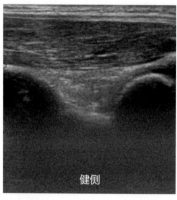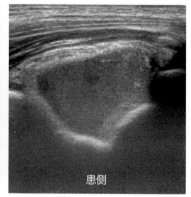

关节血肿
与健侧对比,患侧可见鹰嘴窝与脂肪体之间有呈高回声的关节血肿

伴随关节炎出现的滑膜增生，在超声下回声强度略高。

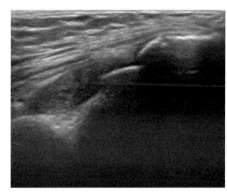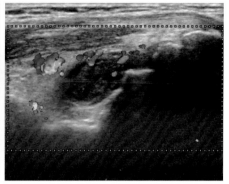

滑膜增生

滑膜增生在超声下回声强度略高，多普勒超声检查可以看到增生滑膜内有血流

Step2　观察尺骨鹰嘴

探头移动

在长轴切面观察尺骨鹰嘴尖端和尺骨鹰嘴。

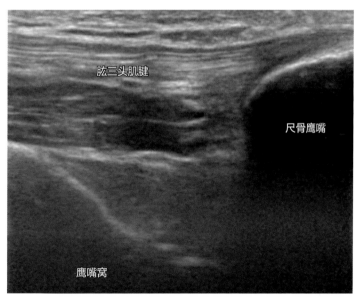

肱三头肌腱

尺骨鹰嘴

鹰嘴窝

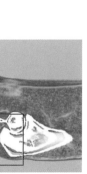

尺骨鹰嘴

尺骨鹰嘴的骨轮廓被清晰描记出

尺骨鹰嘴处的疾病是由于投球动作产生的外翻应力使尺骨鹰嘴内侧与鹰嘴窝内侧壁撞击而发生。

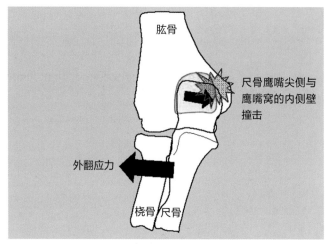

尺骨鹰嘴尖端的疾病·尺骨鹰嘴骨折的发生机制

肘关节位于伸展位时，尺骨鹰嘴位于鹰嘴窝内。这个位置受到外翻应力时，尺骨鹰嘴内侧与鹰嘴窝的内侧壁会出现撞击

尺骨鹰嘴尖端的疾病在X线检查中可见尺骨鹰嘴尖端的骨溶解，在超声检查中可见尺骨鹰嘴尖端内侧不规则、不连续。

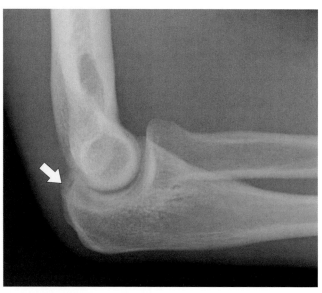

尺骨鹰嘴尖端的疾病，普通X线片

尺骨鹰嘴尖端的疾病的特征是在发育期可见尺骨鹰嘴骨骺分离、不连续（白色箭头），骨骺线闭合后，尺骨鹰嘴尖端可见骨溶解

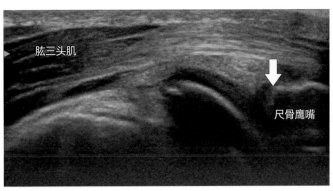

肱三头肌

尺骨鹰嘴

尺骨鹰嘴尖端的疾病，长轴切面
尺骨鹰嘴内侧尖端不连续（白色箭头）

　　尺骨鹰嘴的疲劳骨折及骨骺线分离在超声下可见尺骨鹰嘴内侧近端至外侧远端的斜向骨折。必须将患侧与健侧进行比较后再评估。

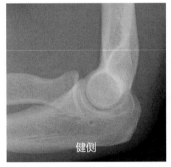
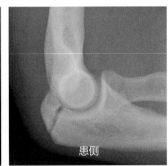

健侧

患侧

尺骨鹰嘴疲劳骨折，普通X线片
与健侧不同，患侧可见尺骨鹰嘴的骨折线

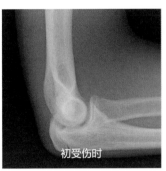
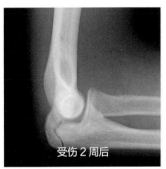

初受伤时

受伤2周后

尺骨鹰嘴骨骺线分离，普通X线片
由于尺骨鹰嘴骨骺线从关节面一侧依次闭合，因此初期的影像特征是骨骺线在关节面侧分离

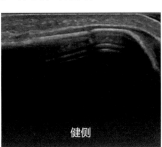
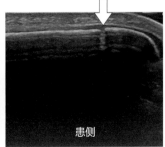

健侧

患侧

尺骨鹰嘴骨骺线分离，长轴切面
与健侧不同，患侧尺骨鹰嘴骨骺线距离增大（白色箭头）

Step3 观察肱骨小头

探头移动

肘关节位于最大屈曲位，将探头置于尺骨鹰嘴外侧。

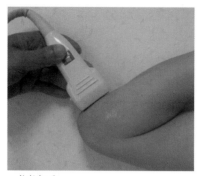 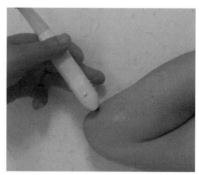

a.长轴切面　　　　　　　　b.短轴切面

探头的放置方法

探头移动

探头置于肘关节后方，描记出肱桡关节的长轴切面，然后将探头旋转90°，描记出短轴切面。

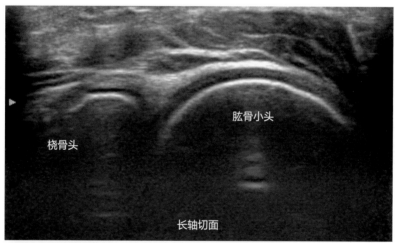

肱桡关节的长轴切面

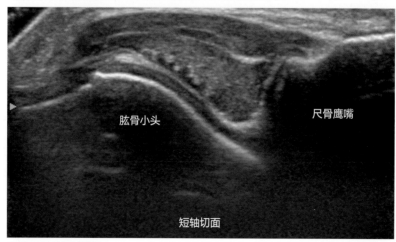

肱桡关节的短轴切面

观察肱骨小头损伤要注意呈线状高回声的肱骨小头的骨轮廓以及软骨的厚度和轮廓。特征是初期可见肱骨小头骨轮廓不规则,进展期可见肱骨小头骨轮廓不规则、中断,软骨增厚,末期可见软骨轮廓不规则。

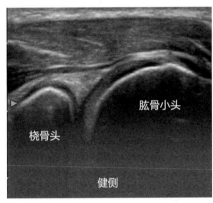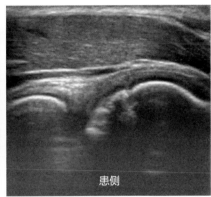

a. 初期,骨轮廓不规则

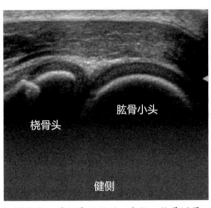

b. 进展期,骨轮廓不规则、中断,软骨增厚

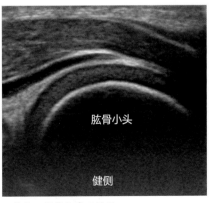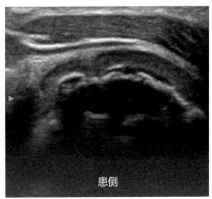

c. 末期,软骨轮廓不规则

肱骨小头损伤

■ 鹰嘴窝的低回声区域

鹰嘴窝与脂肪体之间呈低回声，提示关节内有水肿或存在其他的关节内病变。

关节内的水肿在超声下表现为鹰嘴窝与脂肪体之间的低回声区域。

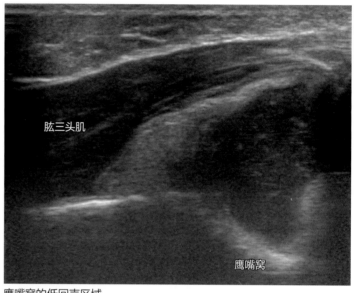

肱三头肌

鹰嘴窝

鹰嘴窝的低回声区域

■ 鹰嘴窝的高回声区域

鹰嘴窝与脂肪体之间呈高回声，提示有伴随骨折出现的新鲜出血或增生滑膜。伴随骨折出现的新鲜出血通常含有大量脂质体，因而血液的图像不均一，呈高回声；对流也是其特征之一。增生的滑膜在多普勒超声检查中可见内部有血流，但无法观察到对流。

伴随骨折出现的新鲜出血在超声下表现为鹰嘴窝与脂肪体之间的高回声区域。

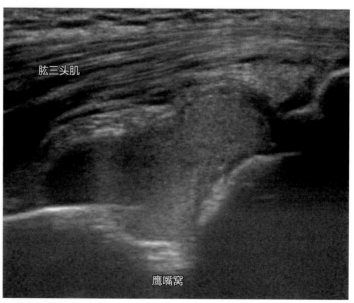

肱三头肌

鹰嘴窝

鹰嘴窝的高回声区域

■ 尺骨鹰嘴尖端的骨轮廓中断

提示尺骨鹰嘴尖端部损伤，需要确认同一部位是否有压痛、肘关节伸展时后方是否疼痛、肘关节伸展位时是否有外翻应力疼痛。多数疼痛是由于内侧支撑结构受伤导致的外翻不稳定。

> 尺骨鹰嘴尖端损伤时可见尺骨鹰嘴尖端内侧的骨轮廓不规则、中断（右图白色箭头）。

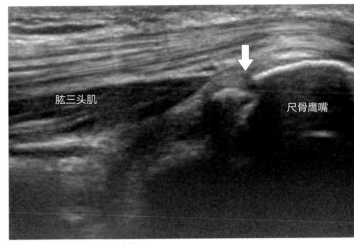

尺骨鹰嘴尖端的骨轮廓中断

■ 肱骨小头的轮廓不规则

提示肱骨小头剥脱性骨软骨炎，通常还可见软骨增厚、软骨表面边界不清晰、桡骨头增大、早期骨骺线闭合等。

> 肱骨小头剥脱性骨软骨炎时可见本应呈半月形的肱骨小头轮廓不规则。

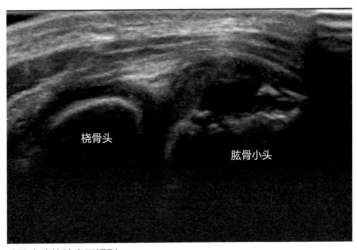

肱骨小头的轮廓不规则

参考文献

[1] Bunata RE, et al: Anatomic Factors Related to the Cause of Tennis Elbow. J Bone Joint Surg. 89-A: 1955-1963, 2007.

[2] Edelson G, et al: Bony changes at the lateral epicondyle of possible significance in tennis elbow syndrome. J Shoulder Elbow Surg. 10: 158-163, 2001.

前方扫查

桡窝

- 肱桡关节由肱骨和桡骨组成，肱骨小头与桡骨头窝形成关节面。
- 在肘关节位于最大屈曲位时，桡骨头进入的窝被称为桡窝。
- 关节囊的一部分进入肱骨小头与桡骨头之间，形成滑膜皱襞。
- 超声检查时，先明确肱骨小头、桡骨头的骨轮廓，再找出周边组织（桡骨环状韧带、滑膜皱襞、关节囊、脂肪体）。

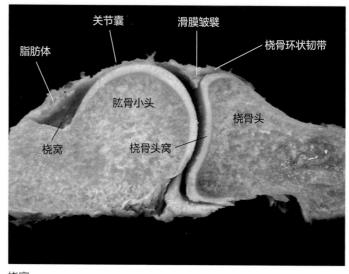

桡窝

桡神经运动支的走行

- 桡神经始于肱骨干中央背侧，于外侧绕行，在肱桡肌与肱肌之间向远端走行。
- 在肱骨远端 1/3 处附近分为运动支与感觉支两大分支，运动支进入旋后肌的表层与深层之间。
- 桡神经运动支进入旋后肌处的肌腱称为旋后肌腱弓。
- 超声检查时，熟悉桡神经的走行非常重要。

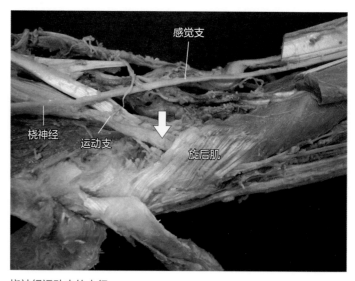

桡神经运动支的走行

肱尺关节长轴切面

- 肱尺关节是由肱骨与尺骨构成的滑车关节，肱骨滑车与尺骨半月切迹形成关节面。
- 半月切迹前方的突起称为冠突，后方的突起称为尺骨鹰嘴。
- 冠突在肘关节位于最大屈曲位时进入冠突窝，尺骨鹰嘴在肘关节位于最大伸展位时进入鹰嘴窝。
- 超声检查时，先明确肱骨滑车与冠突的骨轮廓，再依此找到关节囊和脂肪体。

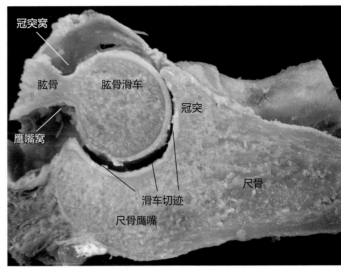

冠突窝　肱骨　肱骨滑车　冠突　尺骨　鹰嘴窝　滑车切迹　尺骨鹰嘴

肱尺关节长轴切面

内侧扫查

尺侧副韧带前斜韧带长轴切面

- 尺侧副韧带前斜韧带连接肱骨内上髁远端斜面与尺骨粗隆。
- 复查时，获得高精度图像的关键是描记出与解剖切面一致的肱骨内上髁远端斜面与尺骨粗隆的骨轮廓。

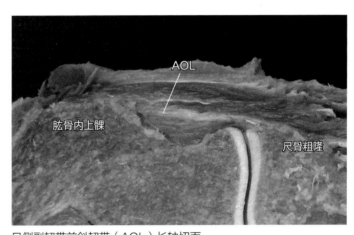

AOL　肱骨内上髁　尺骨粗隆

尺侧副韧带前斜韧带（AOL）长轴切面

外侧扫查

桡窝、冠突窝

- 桡侧腕短伸肌与指伸肌形成联合腱附着于肱骨外上髁。桡侧腕短伸肌的肌腹位于比桡骨头更远端的位置，而指伸肌的肌腹位于肱骨外上髁附近。

  右图 a. 在桡骨近端，从桡侧开始依次为桡侧腕长伸肌（ECRL）、桡侧腕短伸肌（ECRB）、指伸肌（EDC）。

  右图 b. 将桡侧腕长伸肌（ECRL）从起始部翻转，可见其深层有桡侧腕短伸肌（ECRB）的腱性部分。

  右图 c. 桡侧腕短伸肌（ECRB）、指伸肌（EDC）的肌纤维附着于膜状的联合腱，其深层有旋后肌走行。

  右图 d. 在扫查长轴切面时，要熟悉指伸肌（EDC）、桡侧腕短伸肌（ECRB）和关节囊的三层结构。

- 观察短轴切面时，掌握桡侧腕长伸肌（ECRL）、桡侧腕短伸肌（ECRB）、指伸肌（EDC）、小指伸肌（EDQ）和尺侧腕伸肌（ECU）的位置关系非常重要。

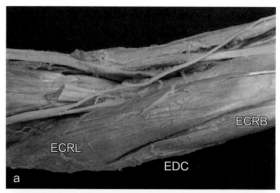

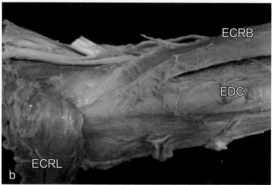

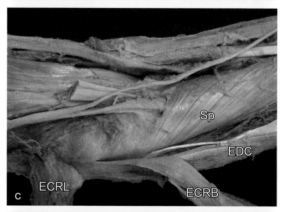

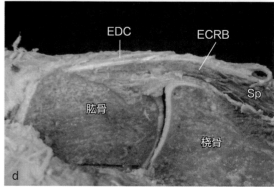

桡侧腕长伸肌、桡侧腕短伸肌、指伸肌的位置关系（1）

ECRB—桡侧腕短伸肌；ECRL—桡侧腕长伸肌；EDC—指伸肌；Sp—旋后肌

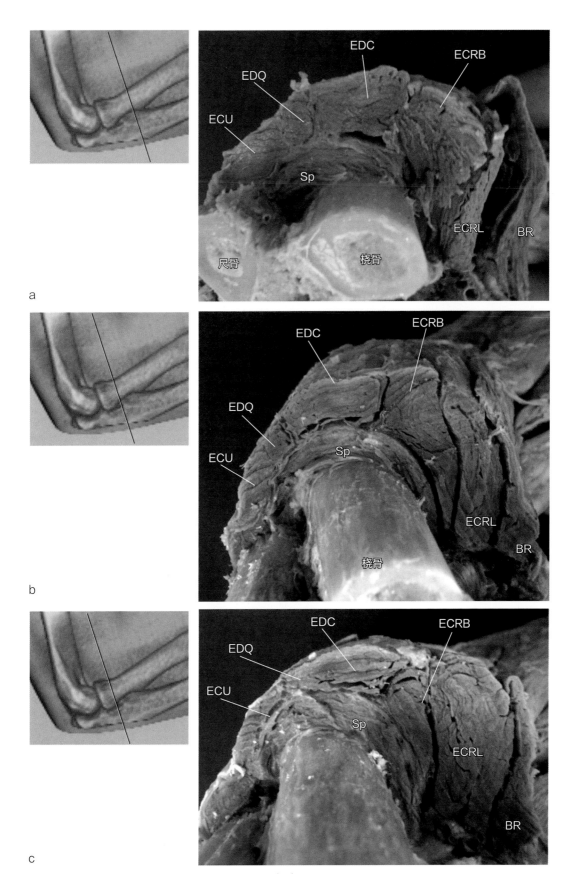

a

b

c

桡侧腕长伸肌、桡侧腕短伸肌、指伸肌的位置关系（2）

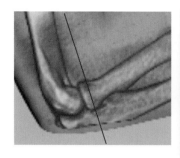

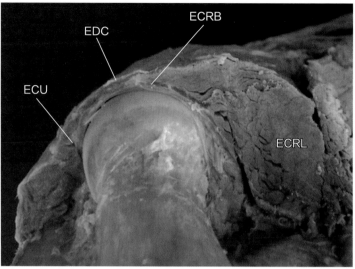

d

桡侧腕长伸肌、桡侧腕短伸肌、指伸肌的位置关系（2）（续）

a. 在桡骨近端的是旋后肌（Sp），其表层从桡侧开始依次为桡侧腕长伸肌（ECRL）、桡侧腕短伸肌（ECRB）、指伸肌（EDC）、小指伸肌（EDQ）、尺侧腕伸肌（ECU）

b、c. 桡侧腕短伸肌（ECRB）的肌腹向近端走行在桡侧腕长伸肌（ECRL）的深层，在桡骨头近端只有肌腱部分

d. 桡侧腕短伸肌（ECRB）的肌腱部分走行于指伸肌（EDC）的深层，在肱骨外上髁附近形成联合腱

BR—肱桡肌

▎后方扫查

肱骨小头

- 肱骨小头在相对肱骨轴前方 45° 的位置。肱骨小头剥脱性骨软骨炎可在肱骨小头长轴切面被观察到，当肘关节伸展受限时，前方扫查可能漏诊。肘关节屈曲位下的后方扫查最适合观察患处。

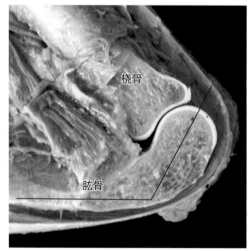

肱骨小头长轴切面

第五章

超声诊断上肢
肩关节

在肩关节的超声检查中，从前方、外上方、后方、腋窝、内上方 5 个方向分别观察如下部分。

前方
①肱二头肌长头肌腱
②肩胛下肌腱
③喙突下滑囊

外上方
①冈上肌腱
②冈下肌腱
③肩峰下滑囊

后方
①肩关节内病变

- 肱骨头压缩骨折（Hill-Sachs 损伤）
- Bennett 骨赘

腋窝
①肩关节内病变

- Bankart 损伤

内上方
①肩关节内病变

- SLAP 损伤（肩关节上盂唇损伤）

基础知识

- 肩关节的骨包括锁骨、肩胛骨和肱骨。上肢与躯干由胸锁关节、肩锁关节、盂肱关节（狭义的肩关节）连接。
- 冈上肌、冈下肌、小圆肌、肩胛下肌的肌腱由于形似一块腱板，又称为肩袖。

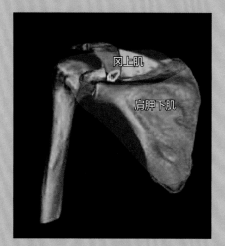

a. 前方

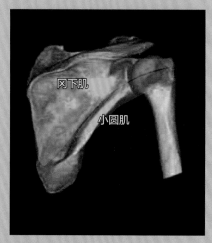

b. 后方

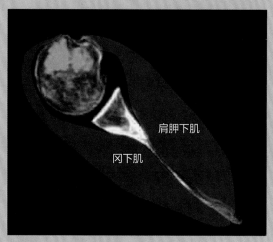

c. 上方

肩袖

前方扫查

前方扫查可以观察肱二头肌长头肌腱和肩胛下肌腱。

检查体位

体位：患者坐位，待检侧的手放置于大腿上。

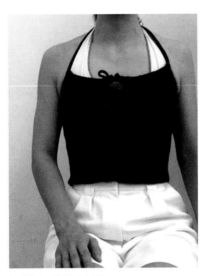

前方扫查的检查体位

探头移动

将探头置于肩关节正面，使肱二头肌长头肌腱位于画面中央。

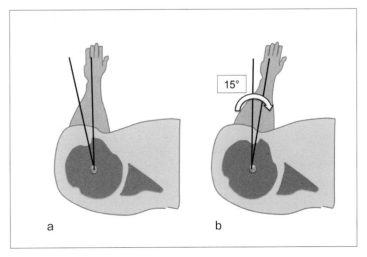

肱二头肌长头肌腱的位置

a. 肩关节中间位：肱二头肌长头肌腱位于外旋 15° 的位置

b. 肩关节 15° 内旋位（检侧的手保持放置在大腿上的状态）：肱二头肌长头肌腱位于正前方

检查顺序

肱二头肌长头肌腱

Step1 观察肱二头肌长头肌腱

探头移动

将探头置于肩关节前方。

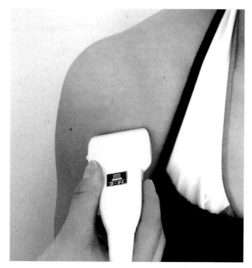

前方扫查时探头的放置方法

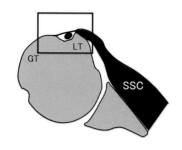

肩关节横切面

肱二头肌长头肌腱（LHB）通过由大结节（GT）和小结节（LT）构成的结节间沟。连接大、小结节尖端的是横韧带（TL）

SSC—肩胛下肌

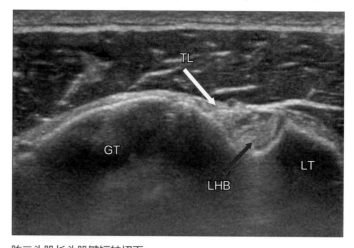

肱二头肌长头肌腱短轴切面

肱二头肌长头肌腱（LHB）在结节间沟内呈椭圆形、高回声

GT—大结节；LT—小结节；TL—横韧带

144

移动探头，使肱二头肌长头肌腱位于画面中央。

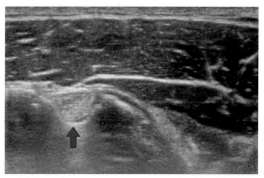

a. 偏左

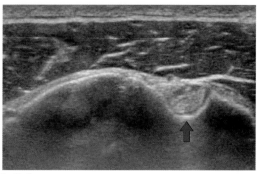

b. 偏右

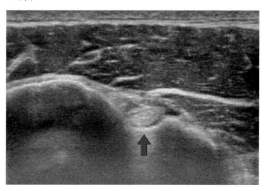

c. 位置合适

使肱二头肌长头肌腱（红色箭头）位于画面中央

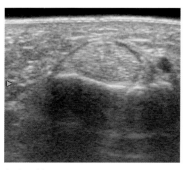 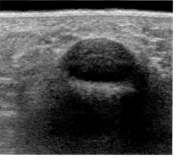

各向异性

探头角度不合适时，受各向异性的影响，无法获得清晰图像

探头对齐大、小结节的尖端，使探头面与横韧带平行。

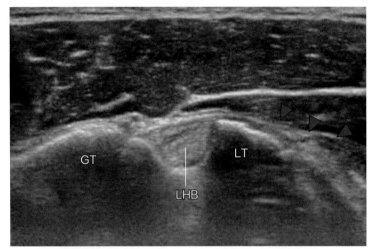

大、小结节的辨别方法

与大结节（GT）不同，小结节（LT）被肩胛下肌腱（红色三角箭头）包裹。
辉度会随着声束方向的改变而改变，因此声束如果未垂直于肱二头肌长头肌腱
（LHB），该肌腱会呈低回声

Step2　观察短轴切面

探头移动

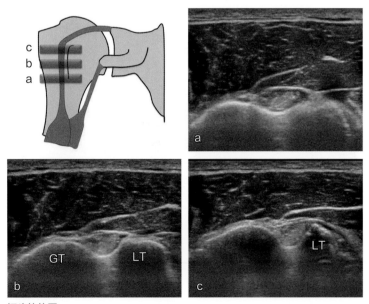

探头的位置

a. 探头沿大、小结节之间的结节间沟由远端向近端移动。在小结节的图像消失的
位置，探头向中枢侧移动进行观察

b. 探头位于远端时，小结节（LT）呈梯形，GT 为大结节

c. 探头位于近端时，小结节（LT）呈三角形，探头继续向近端移动，小结节的
图像消失

　　主要需要注意以下几点：①在观察结节间沟远端时注意肱二头肌长头肌腱周围是否存在水肿；②在观察结节间沟内部时注意肱二头肌长头肌腱是否存在断裂；③在观察近端时注意是否存在肱二头肌长头肌腱增大、脱位、半脱位；④减轻探头压迫的同时观察大小结节前方是否存在水肿（喙突下滑囊内水肿）。

Step3　观察长轴切面

探头移动

保持肱二头肌长头肌腱在画面中央，将探头旋转90°。

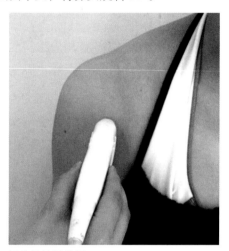

探头的放置位置

探头移动

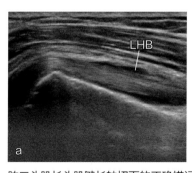 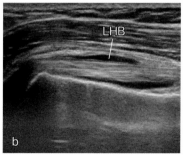

肱二头肌长头肌腱长轴切面的正确描记方法

a. 使近端位于画面左侧、远端位于画面右侧

b. 为降低各向异性的影响，得到清晰的图像，探头从下方角度稍仰，使声束垂直于肱二头肌长头肌腱（LHB）。探头面与肱二头肌长头肌腱平行

Q 肱二头肌长头肌腱的超声表现有什么特征？

　　肱二头肌长头肌腱在超声下呈线状高回声，可见分层排列的纤维形态。

肩胛下肌腱

Step1　观察长轴切面

【探头移动】

肩关节位于外旋位。

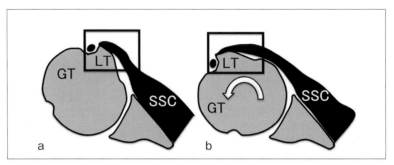

观察肩胛下肌腱

a. 探头置于肩关节前方，肩关节内旋位，肩胛下肌（SSC）的走行方向相对探头面倾斜

b. 为了清晰显示肩胛下肌腱，需要在肩关节外旋位下观察。方框为描记范围

GT—大结节；LT—小结节

【探头移动】

探头从肩胛下肌腱附着的小结节上缘向小结节下方移动。

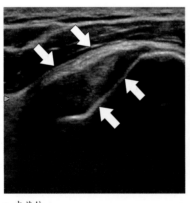
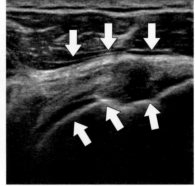

a. 内旋位　　　　　　　　　　　　　　b. 外旋位

肩胛下肌腱长轴切面

使肩胛下肌腱（箭头）呈高回声，在肩关节内旋位时肩胛下肌腱呈低回声，在肩关节外旋位时可以获得清晰的图像

Q　**肩胛下肌腱的超声图像有什么特征?**

　　肩胛下肌腱在超声下呈线状高回声，可见分层排列的纤维形态，在其表面有呈线状高回声的囊周脂肪。

　　肩胛下肌腱的深层纤维附着于小结节，表层纤维越过小结节表面向横韧带走行。因此，囊周脂肪出现凹陷或小结节上覆盖的肩胛下肌腱表层纤维消失，意味着肩胛下肌腱断裂。

肩胛下肌腱的长轴切面是指起点和止点方向的切面。肩胛下肌腱的长轴切面相对肱骨来说则为肱骨的短轴切面。根据扫查对象的位置而适当采用长轴切面、短轴切面。

Step2　观察短轴切面

探头移动

探头位于小结节上方，旋转90°。

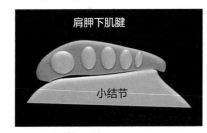
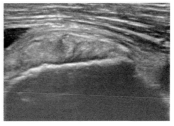

肩胛下肌腱的短轴切面

在肩胛下肌腱内，有可见肌腱的固有纤维束，超声下呈高回声

探头移动

减轻下压探头的力，观察喙突下滑囊内是否存在水肿。

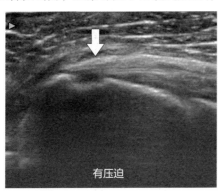
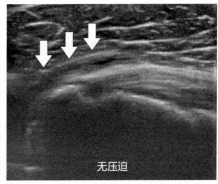

a. 长轴切面

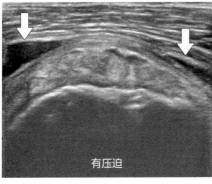
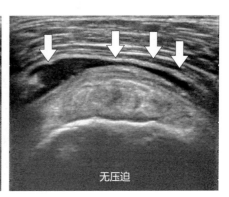

b. 短轴切面

喙突下滑囊的水肿

如果探头下压过强则水肿可能被漏诊。因此，需要减轻探头的压力再评估滑囊内是否存在水肿

肩峰下滑囊

● 肩袖与三角肌的功能不同，二者之间为肩峰下滑囊。滑囊内部的滑液有助于减轻在运动时产生的组织间摩擦。

● 正常情况下，超声检查中不会看到滑囊和滑液。

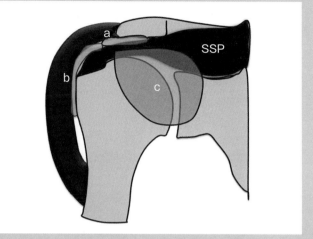

肩峰下滑囊

肩峰下滑囊是人体最大的滑囊，由狭义的肩峰下滑囊（a）、三角肌下滑囊（b）、喙突下滑囊（c）构成。狭义的肩峰下滑囊与三角肌下滑囊几乎是完全相通的，而85%的人的喙突下滑囊是独立的

SSP—冈上肌

注意：异常图像

■ 结节间沟下方的肱二头肌长头肌腱周围的低回声区域

肱二头肌长头肌腱周围是肩关节囊折返的部位，通常肱二头肌长头肌腱周围呈低回声意味着有水肿或血肿。不过在健康人群中也常见到这种情况，因而不能说一定存在异常。

在肱二头肌长头肌腱周围出现低回声区域（右图箭头），提示有关节水肿或血肿。在远端更容易看到水肿。

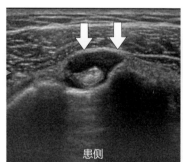

患侧

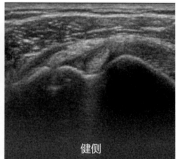

健侧

结节间沟下方的肱二头肌长头肌腱周围呈低回声

■ 结节间沟前方的低回声区域

结节间沟以及大、小结节的前方是喙突下滑囊。低回声区域同时出现于肱二头肌长头肌腱前方（喙突下滑囊内水肿）与肌腱周围（关节水肿）时，很可能存在肩袖断裂。

结节间沟前方出现低回声区域（右图箭头），提示存在喙突下滑囊内水肿或血肿。

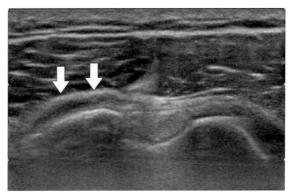

结节间沟前方的低回声区域

■ 位于结节间沟上方的肱二头肌长头肌腱增大

肱二头肌长头肌腱增大通常伴随肩袖断裂出现。解剖学上肱二头肌长头肌腱增大是以结节间沟上方为中心的局部增大，而非长头肌腱整体的增大。因此，可以说这是单纯的局部压力导致的变性增大，而非弥补肩袖功能的代偿性增大。

肱二头肌长头肌腱增大，从结节间沟膨出（右图箭头）。

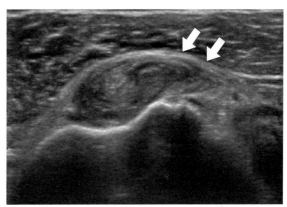

位于结节间沟上方的肱二头肌长头肌腱增大

■ 位于结节间沟上方的肱二头肌长头肌腱半脱位

肱二头肌长头肌腱半脱位几乎总是伴有肱二头肌长头肌腱扁平并增大，超声检查可见其已经过小结节的三角形顶点。脱位是指肱二头肌长头肌腱位于结节间沟外；半脱位是指肱二头肌长头肌腱部分位于结节间沟内，部分位于结节间沟外，两者的症状完全不同。临床上遇到的几乎全是半脱位，脱位非常少见。

长头肌腱扁平且增大，越过小结节的顶点（右图箭头）。

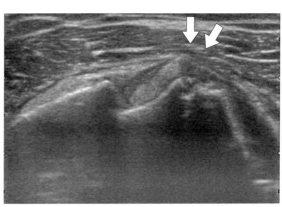

位于结节间沟上方的肱二头肌长头肌腱半脱位

■ 位于结节间沟内的肱二头肌长头肌腱断裂的特征

肱二头肌长头肌腱断裂有独特的外观，很容易做出临床诊断。

肱二头肌长头肌腱断裂时，会出现肌腹向远端下垂的独特外观，也就是大力水手征。肱二头肌长头肌腱脱位患者也会呈现同样外观，肥胖症患者仅通过外观无法确诊，超声检查是不可或缺的。

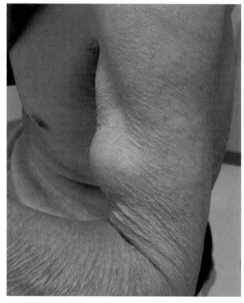

大力水手征（Popeye sign）

Q 结节间沟内观察不到肱二头肌长头肌腱时该考虑什么情况？

进行短轴扫查时，结节间沟内无椭圆形高回声区域（肱二头肌长头肌腱）的情况被称为空间沟（empty groove）。出现空间沟时可以考虑肱二头肌长头肌腱断裂与长头肌腱脱位这2种情况。

从外观上看，二者均会出现肱二头肌的肌腹向远端下垂（大力水手征），因此可在结节间沟从远端向近端观察肱二头肌长头肌腱，对两者进行辨别。

肱二头肌长头肌腱断裂时，断端存在于结节间沟的远端；脱位时，肌腱位于小结节内侧。

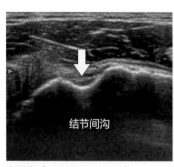
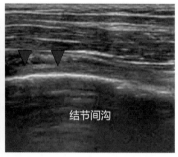

空间沟（empty groove）

短轴切面中，结节间沟内可观察到的高回声结构为瘢痕组织（白色箭头），比正常组织细。长轴切面中，纤维形态正在消失（红色三角箭头）

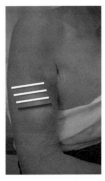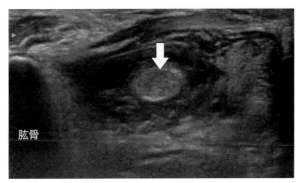

a. 可见肱二头肌长头的肌腹内有呈椭圆形高回声的肌内腱

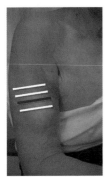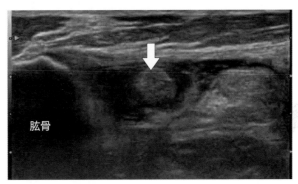

b. 向近端移动，呈低回声的肌腹成分逐渐减少

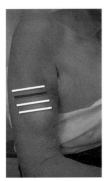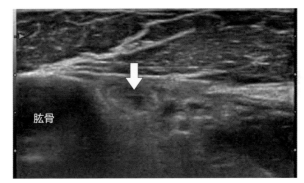

c. 远端肌腱断端增厚

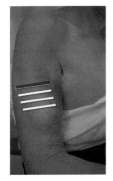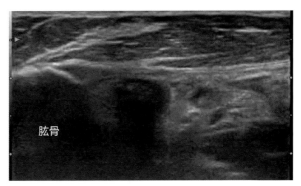

d. 远端肌腱断端的近端无法观察到肱二头肌长头肌腱

肱二头肌长头肌腱断裂（短轴切面）

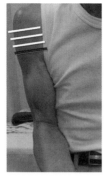
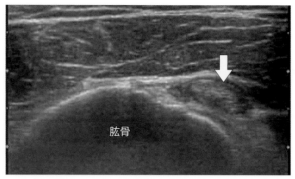

肱骨

a. 在肱骨正上方可见呈椭圆形高回声的肱二头肌长头肌腱

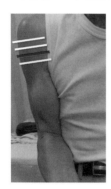
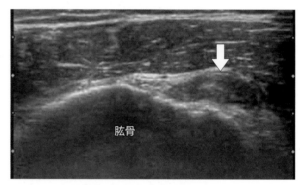

肱骨

b. 在结节间沟的远端，肱二头肌长头肌腱走行位置比正常情况更偏内侧

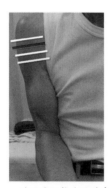
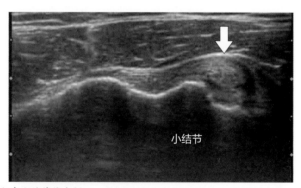

小结节

c. 肱二头肌长头肌腱走行在小结节偏内侧

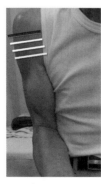
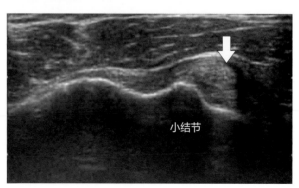

小结节

d. 结节间沟内可见空间沟（empty groove）

肱二头肌长头肌腱脱位（短轴切面）

外上方扫查

外上方扫查可以观察在中老年人群常出现的冈上肌腱和肱骨大结节的疾病。

检查体位

体位：患者腰胸挺直，受检侧的手放置于大腿近端外侧，肩部为轻度伸展位。

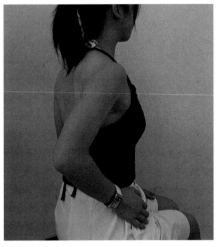

外上方扫查的检查体位

探头移动

保持检查体位，探头与肩胛面平行，描记冈上肌腱长轴切面。

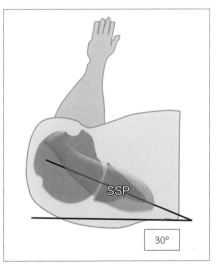

冈上肌腱长轴切面

冈上肌的走行与肩胛面几乎一致。肩胛面与

冠状面呈向前 30° 角

SSP—冈上肌

检查顺序

Step1　观察肩袖长轴切面

探头移动

探头置于肩关节外上方，描记出大结节及呈高回声的冈上肌腱。

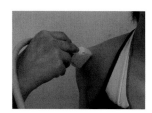
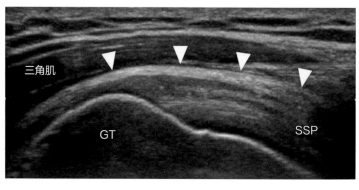

肩袖长轴切面

肩袖表面的线状高回声结构为囊周脂肪（肩峰下滑囊顶部的脂肪层），在肩袖与肱骨头之间为呈低回声的关节软骨。

冈上肌腱（SSP）的第2层呈纤维形态

GT—大结节

探头移动

向前移动探头直至大结节的图像消失，描记肱二头肌长头肌腱的关节内部分的长轴切面时，探头向后平行移动，并按顺序观察冈上肌腱和冈下肌腱。

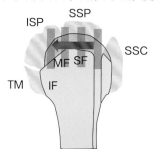

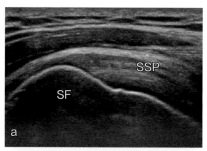

a. 上关节面（SF）的关节面倾斜度大

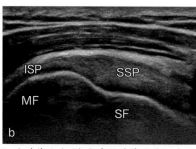

b. 上关节面（SF）与中间关节面（MF）的
过渡部位

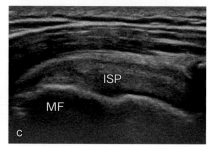

c. 中间关节面（MF）与上关节面（SF）相比，
关节面倾斜度小

观察冈上肌腱、冈下肌腱

以上关节面（SF）和中间关节面（MF）为基准，定位冈上肌腱（SSP）和冈下肌腱（ISP）。

通过倾斜角度的差异辨别上关节面与中间关节面

IF—下关节面；SSC—肩胛下肌腱；TM—小圆肌

局部解剖

3个关节面与肩袖

- 大结节上有3个肩袖附着面（关节面），分别称为上关节面（superior facet, SF）、中间关节面（middle facet, MF）、下关节面（inferior facet, IF）。

- 上关节面有冈上肌腱附着，中间关节面有冈下肌腱附着，下关节面有小圆肌腱附着。可以通过3个肩袖附着面与肌腱的位置关系，判断肩袖断裂的部位。

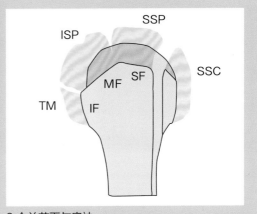

3个关节面与肩袖

IF—下关节面；ISP—冈下肌腱；MF—中间关节面；SF—上关节面；SSC—肩胛下肌腱；SSP—冈上肌腱；TM—小圆肌

Q **肩袖断裂的超声图像有什么特征？**

肩袖断裂的超声特征为大结节表面形态不规则，肩袖实质回声缺失或低回声，以及覆盖肩袖表面的囊周脂肪凹陷、平坦化等。

钙化性肌腱炎可见肌腱内部呈高回声。

Q **肩袖断裂与钙化性肌腱炎的多发部位都有哪些？**

滑囊包膜部分断裂可以认为是肩袖断裂的初期，通常出现在上关节面后半部位。钙化性肌腱炎的钙化多发生在上关节面与中间关节面的过渡部位。

Step2 观察肩袖短轴切面

探头移动

将探头旋转90°，向近端平行移动探头进行观察。

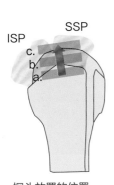
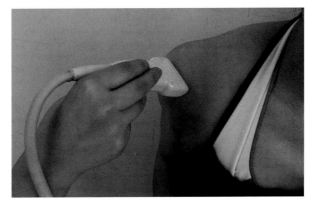

探头放置的位置

ISP—冈下肌腱；SSP—冈上肌腱

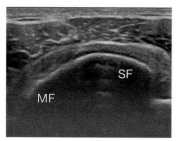
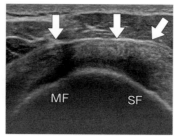
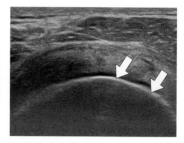

a. 大结节上关节面（SF）与中间关节面（MF）成45°角

b. 肩袖（白色箭头）附着在上关节面（SF）和中间关节面（MF）

c. 在肱骨头表面平面可见呈低回声的软骨层（白色箭头）

探头放置的位置（续）

 注意：异常图像

■ 肩峰下滑囊的低回声区域

外上方扫查时，常看到三角肌和肩袖之间出现低回声区域。这提示在肩峰下滑囊内存在水肿，常伴随肩袖断裂出现。滑囊内的水肿接近无回声，新鲜血液比水肿的回声强度高，扩散的钙化呈更高强度的回声。

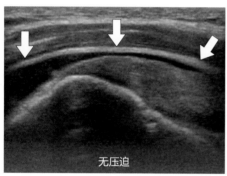

无压迫

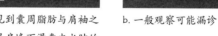

有压迫

a. 减轻探头的压力后，可见到囊周脂肪与肩袖之间呈低回声（箭头）。这是肩峰下滑囊内水肿的超声表现

b. 一般观察可能漏诊

肩峰下滑囊的低回声区域

■ 囊周脂肪的凹陷

囊周脂肪是肩峰下滑囊顶部的脂肪层。囊周脂肪的分布与肩袖表层的轮廓一致，因此呈上方凸起的线状高回声。在肩袖断裂部位，轮廓线上可见与肩袖缺损部位一致的凹陷。出现囊周脂肪凹陷的图像时，肩袖断裂的概率（阳性率）几乎为100%。

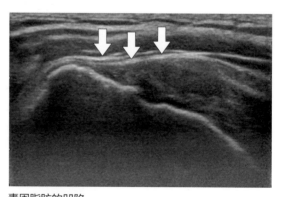

囊周脂肪的凹陷

囊周脂肪的分布与肩袖表层的轮廓一致，因而囊周脂肪出现凹陷（箭头）表示同一部位有极大概率存在肩袖断裂

■ 囊周脂肪平坦化

囊周脂肪凹陷的图像，提示肩袖有极大概率存在囊周部分断裂，断裂尺寸在 1 cm 以下。断裂向近端侧不断延伸时，囊周脂肪的形状会逐渐平坦。当断裂尺寸增大到一定程度，囊周脂肪会与肱骨头相连，呈现肩袖缺损的图像。看到囊周脂肪平坦化时，肩袖断裂的阳性率几乎为 100%。

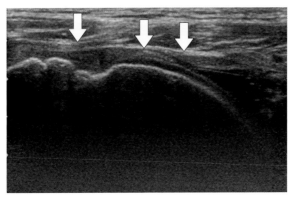

囊周脂肪平坦化
断裂向近端延伸、扩大时，会出现囊周脂肪平坦化（白色箭头）。这提示肩袖断裂至少为中等程度

■ 关节面（肩袖附着面）表面不规则

在肩袖断裂的病例中，可见肩袖断裂部位的关节面（肩袖附着面）表面不规则。在囊周部分断裂和小断裂中会出现关节面轻度不规则，而在大断裂的病例中，会看到关节面部分缺损或完全缺损。观察到关节面表面不规则时肩袖断裂的阳性率约为 70%。

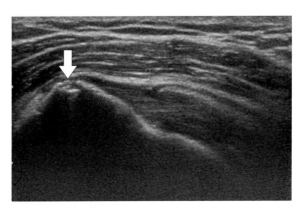

关节面（肩袖附着面）表面不规则
关节面（肩袖附着面）表面不规则（白色箭头），提示在该部位力量传递出现问题

■ 肩袖内的低回声区域

肩袖断裂的病例如果水肿的程度比较严重，则滑囊出现膨胀，囊周脂肪向上方凸起。由于肩袖断裂处充满水肿，肩袖断裂处呈低回声。肩袖附着处由于各向异性的影响也会呈低回声，注意不要误诊为断裂。

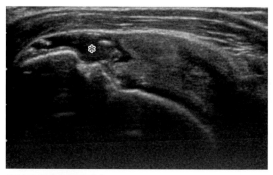

肩袖内的低回声区域

水肿程度比较严重时，肩袖断裂处会呈低回声，肩袖断端（＊）轮廓清晰

■ 肩袖内的高回声区域

肩袖内出现高回声区域提示肩袖内存在钙化沉淀。钙化常出现在冈上肌和冈下肌之间。坚硬且较厚的钙化，通常伴有声影；坚硬但较薄的钙化、内部均匀呈现底座状的钙化，通常不伴有声影，可以作为穿刺吸引时的参考。

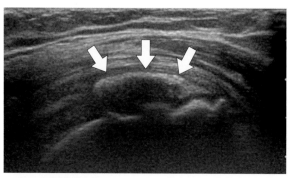

肩袖内的高回声区域

肩袖处的钙化沉淀，超声下呈伴有声影的高回声（白色箭头）

■ 肩袖内分层结构模糊

在正常肩袖中可观察到肩袖内部的分层结构，以及第 2 层的纤维形态。肩袖内分层结构模糊多可见肩袖增厚，这是肩袖肌腱炎的超声特征。

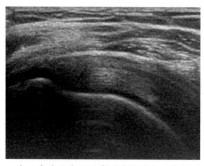

a. 在正常肩袖中可观察到肩袖的分层结构

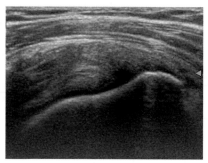

b. 肩袖肌腱炎病例，可见肩袖增厚、分层结构模糊

肩袖内分层结构模糊

后方扫查

后方扫查可以观察关节的动作以及关节内是否有病变。

检查体位

体位：患者将受检侧的手放置在大腿上。

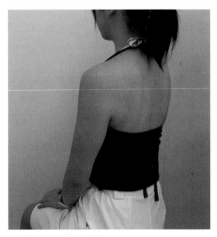

后方扫查的检查体位

探头移动

探头放置于肩关节后方。

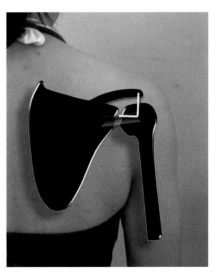

肩关节裂隙的位置

要使肩关节裂隙位于画面中央，与关节镜从
后方插入时的操作相似，可将探头中心放置
于肩峰后角下方 2 cm、内侧 2 cm 处

检查顺序

Step1 观察关节裂隙

探头移动

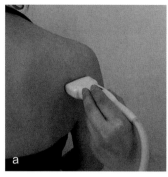

a.探头置于肩关节后方

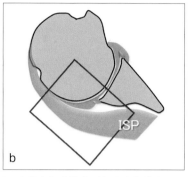

b.肱骨头与关节窝形成的关节裂隙位于画面中央

探头触及部位

ISP—冈下肌腱

探头移动

上下移动探头，描记出肱骨头、肱骨头软骨、关节窝、关节窝软骨、后盂唇（下图＊），使用图像最清晰的位置作为观察的起点。

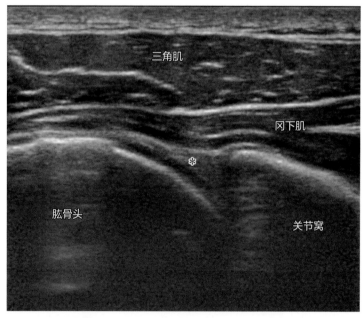

肩关节的短轴切面

退行性关节炎(骨性关节炎)可见肱骨头、关节窝骨赘、关节水肿,有时可观察到关节内游离体。

伴肩关节脱位出现的肱骨头压缩骨折,也称为 Hill-Sachs 损伤,通常会在关节窝的后下方出现 Bennett 骨赘,Bennett 骨赘会导致投掷肩。呈高回声的冈下肌肌膜的局部凹陷有助于识别关节窝及肱骨头上出现的骨性突起、骨性凹陷。

探头移动

上下、左右移动探头,观察肱骨头、关节窝的形状。

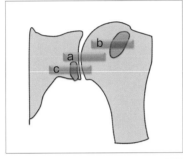
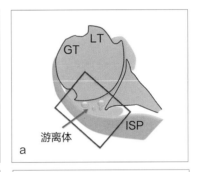
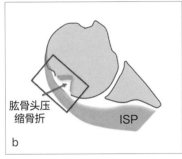
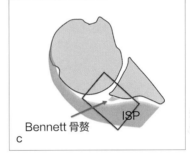

在后方扫查中可观察的病变

GT—大结节;ISP—冈下肌腱;LT—小结节

Step2 动态观察肩关节(内旋、外旋)

探头移动

未持探头的一侧手协助向内、外旋转肩关节。

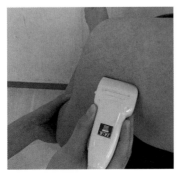
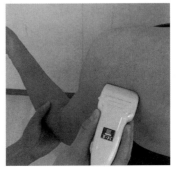

探头的放置位置

第五章 超声诊断上肢 肩关节

Q 观察肩关节水肿、血肿时有什么窍门？

肩关节水肿、血肿在肩关节外旋位时比较容易观察。

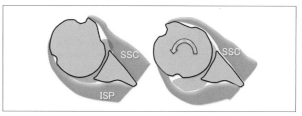

外旋位时水肿、血肿向后方移动

ISP—冈下肌腱；SSC—肩胛下肌腱

通常在最大外旋位时，后方盂唇撞击肩袖止点与肱骨头之间的生理性凹陷（正常肱骨沟），可动区域达到极限（内部撞击）。

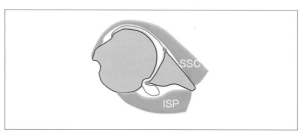

内部撞击

ISP—冈下肌腱；SSC—肩胛下肌腱

Q 动态观察的要点是什么？

肩关节挛缩症（冻结肩）的特征是活动受限。

肩关节多向不稳定时，肱骨头无法保持位于球窝中心，可见冈下肌的肌腹被拉入关节内。

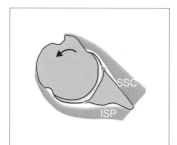

肩关节挛缩症

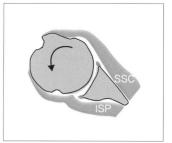

肩关节多向不稳定

局部解剖

肱骨头和关节窝

- 肩关节和髋关节同为球窝关节，比较两者，可以看到覆盖肱骨头的关节窝非常小，而覆盖股骨头的髋臼比较大。
- 关节窝的表面积只有肱骨头表面积的 1/3 左右，但肩关节比髋关节的活动范围大。

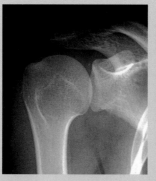

肩关节

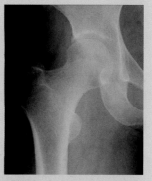

髋关节

注意：异常图像

■ 关节内水肿和血肿

　　水肿几乎是无回声的，而新鲜血肿呈高回声，多数情况下可观察到血液对流状态。混浊的关节液的回声强度略高。

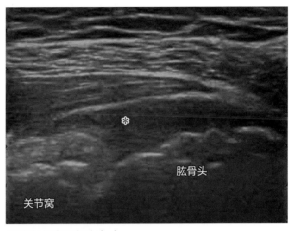

关节内水肿和血肿（＊）

■ 关节内出现多个游离体

　　肩关节腔内可观察到多个呈高回声的游离体时（右图白色箭头），可以考虑退行性关节炎及滑膜软骨瘤病。

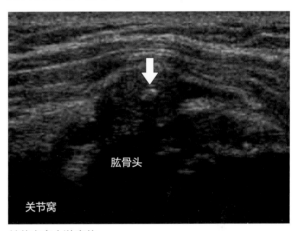

关节内多个游离体

■ 关节窝侧的骨性突起

　　棒球运动员出现肩部后方疼痛、关节窝后方有骨性突起时，可以考虑 Bennett 骨赘的可能性。有时仅根据骨的轮廓无法判断是否有骨性突起，这时骨赘凸起造成的冈下肌肌膜的局部突起可以作为参考，通过双画面模式对比观察更易发现。

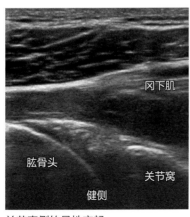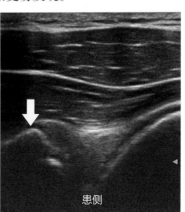

关节窝侧的骨性突起

■ 关节窝侧的囊肿

棒球运动员和排球运动员的冈下肌萎缩，要注意由神经节囊肿造成的肩胛上神经麻痹。注意观察肩胛上神经走行的冈上窝、冈下窝的关节窝近端约 1 ~ 2 cm 处是否有呈低回声的边界清晰的囊肿。

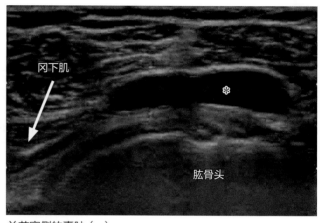

关节窝侧的囊肿（∗）

■ 肱骨头退行性变

肱骨头的延长部出现较大的骨赘时，可以考虑退行性关节炎，在肱骨头大结节过渡部位出现的压缩骨折可以考虑伴有脱位的 Hill-Sachs 损伤。化脓性关节炎和关节炎症引起的滑膜增生常出现在肱骨头后上方的生理性凹陷处，在进展期病例中可见同一部位的骨质破坏。

腋窝扫查

对肩关节外展外旋的活动度影响最大的是下盂肱韧带 – 盂唇复合体。盂唇撕脱又被称为 Bankart 损伤，易出现关节窝损伤，常继发于肩关节前方脱位。Bankart 损伤在腋窝扫查时最易观察。

检查体位

体位：患者将受检侧的手置于头后的零点位置。

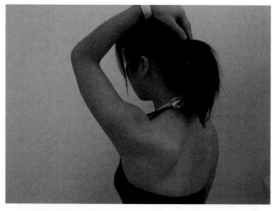

腋窝扫查的检查体位

探头置于腋窝，描记前下盂唇。

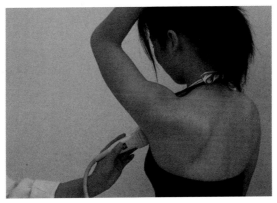

探头的放置部位

检查顺序

Step1 观察肱骨头

探头移动

探头置于腋窝处。

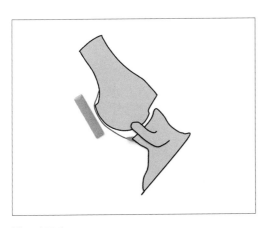

描记肱骨头

手置于头后零点位置时，肱骨与关节窝呈直线，首先
在肱骨长轴方向描记出肱骨头

脱位刚刚发生时，患者由于疼痛可能无法达到观察体位
所需的活动度，使用高频凸阵微探头而非线阵扫查探
头，不仅患者负担轻，观察范围也能更广

Step2 观察前下方关节窝、盂唇

探头移动

向内侧移动探头（下图a），描记出关节窝。
探头下侧压入腋窝（下图b），使下盂肱韧
带－盂唇复合体尽量与探头面平行。微调
探头的方向，描记出肱骨头、关节窝、盂唇。

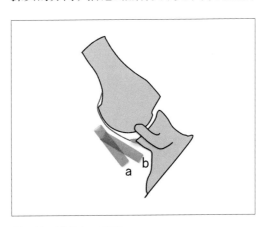

描记前下关节窝、盂唇

Q Bankart 损伤有哪些超声表现?

Bankart 损伤的超声表现是关节窝前壁的软组织增厚（盂唇内向错位）、关节窝与盂唇之间出现低回声区域（盂唇撕脱）（右图箭头）。

很难进行判断时，可使用双画面模式进行左右比较。

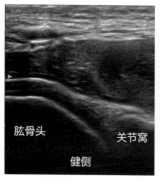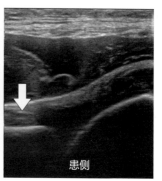

肱骨头　　　关节窝

健侧　　　　患侧

Bankart 损伤

局部解剖

前下盂肱韧带

● 脱位体位（外展－外旋－水平伸展位）下对维持前方稳定性具有最大协助作用的是前下盂肱韧带。

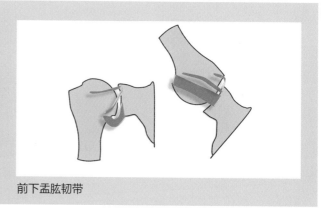

前下盂肱韧带

注意：异常图像

■ 关节窝附近的线状高回声

在关节窝边缘出现线状高回声，提示有与下盂肱韧带一起撕脱的骨片。在关节窝边缘韧带附着处的撕脱骨折称为骨性 Bankart 损伤。撕脱骨片比较薄时不会伴有声影。

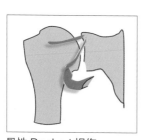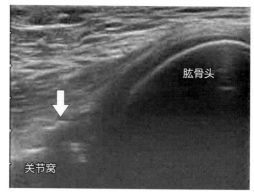

肱骨头

关节窝

骨性 Bankart 损伤

关节窝边缘韧带附着处的撕脱骨折，可在关节窝边缘看到骨片导致的线状高回声（白色箭头）

■ **虽然有脱位病史，但并未发现 Bankart 损伤**

　　有明确的脱位病史，但并未发现 Bankart 损伤时，可以考虑下盂肱韧带实质断裂、下盂肱韧带肱骨侧附着处损伤以及关节松弛这 3 种情况。如果要进一步评估损伤部位，需要做 MRI 检查。

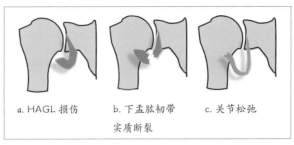

a. HAGL 损伤　　b. 下盂肱韧带　　c. 关节松弛
　　　　　　　　　　实质断裂

无 Bankart 损伤的习惯性肩关节脱位

虽然大多数情况是关节窝侧的韧带损伤（Bankart 损伤），但有时也可能是下盂肱韧带肱骨侧附着处损伤（HAGL 损伤）（a）、下盂肱韧带实质断裂（b）或者关节松弛（c）

内上方扫查

　　投掷肩多由上盂唇损伤引起，这种损伤称为 SLAP 损伤。内上方扫查可以发现在 SLAP 损伤中发生概率非常高的上盂唇剥离损伤（Ⅱ型 SLAP）。

检查体位

　　体位：患者坐位，受检侧的手放置在大腿上。

探头移动

探头从肩关节内上方开始向长轴切面的方向移动，描记上盂唇。

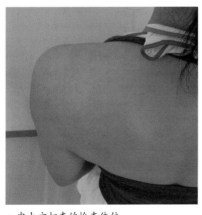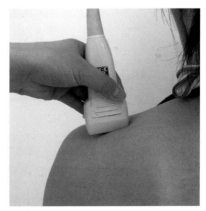

a. 内上方扫查的检查体位　　　　　b. 探头的放置位置

内上方扫查的检查体位及探头的放置位置

检查顺序

Step1　观察上盂唇

探头移动

探头置于锁骨与肩胛冈之间，向外侧移动至冈上窝，描记隆起的盂上结节以及上盂唇。

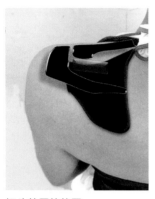

探头放置的位置

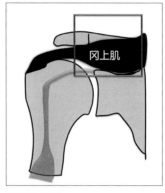

描记上盂唇

Step2　90° 外展位下动态观察上盂唇损伤

探头移动

保持超声探头的位置，患侧肩关节位于 90° 外展位。

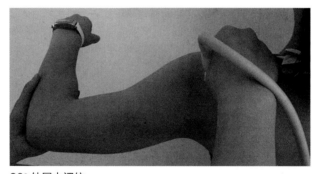

90° 外展中间位

探头移动

保持 90° 外展位并外旋，观察 peel back 现象。

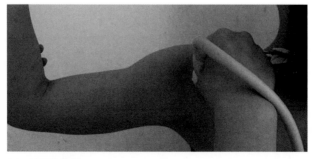

90° 外展外旋位

90°外展外旋时,肱二头肌长头肌腱扭转,剥离的上盂唇出现卷曲,这种情况称为 peel back 现象。

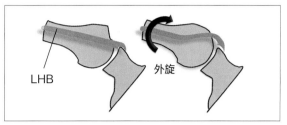

peel back 现象的示意图

LHB—肱二头肌长头肌腱

健康人在90°外展外旋时,盂上结节上的高回声区域(上盂唇)的厚度几乎不会发生变化。当存在上盂唇剥离(Ⅱ型 SLAP 损伤)时,被拉回的上盂唇位于盂上结节,高回声区域的厚度会增加。

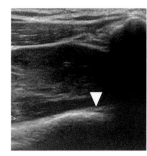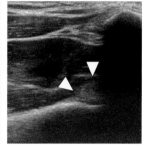

peel back 现象的超声图像

上盂唇剥离(Ⅱ型 SLAP 损伤)时,90°外展外旋位下的上盂唇(白色三角箭头)因为盂上结节出现上拱,导致高回声区域的厚度增加

 ## 注意:异常图像

■ 无法清晰描记上盂唇

肩峰比较宽时,上盂唇可能被肩峰挡住而无法被清晰描记。斜向晃动线阵探头依旧无法描记时,需要更换高频凸阵微探头进行观察。

■ 怀疑存在 SLAP 损伤但无法观察到 peel back 现象

即使 peel back 现象并不明显,也无法排除 SLAP 损伤。根据临床超声图像怀疑 SLAP 损伤时,需要进行 MRI 检查进一步确认。

参考文献

[1] Sugimoto K: Ultrasonographic evaluation of the Bankart lesion. J Shoulder Elbow Surg. 13: 289–290, 2004.

[2] 杉本勝正, ほか:上方関節唇の超音波下動態検査. 肩関節, 27:391–394, 2003.

前方扫查

肱二头肌长头肌腱

- 肱二头肌的近端为肌头，中央部分为肌腹，远端为肌尾。肱二头肌有 2 个肌头。

- 内侧短头起自喙突，外侧长头起自盂上结节。肱二头肌长头肌腱走行在关节内，经过结节间沟到达肌腹。

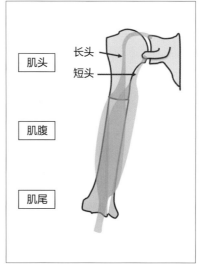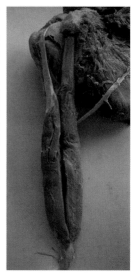

肱二头肌长头肌腱

横韧带

- 连接大、小结节顶点的横韧带，是肩胛下肌腱的表面纤维形成的组织。

- 超声下，小结节的形状在近端和远端观察时有差异，需要注意这一点。

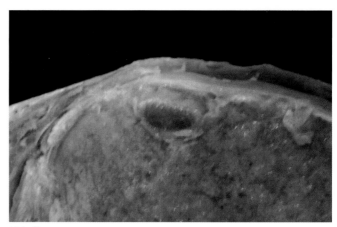

横韧带

肩胛下肌

- 肩胛下肌始于肩胛骨前部，肌腱止于肱骨小结节，下方肌性部分的一部分直接止于小结节下方。
- 肩胛下肌腱的深层纤维附着在小结节上，表层纤维向横韧带方向走行并附着在大结节上。
- 肩胛下肌腱表层断裂意味着支撑肱二头肌长头肌腱的横韧带损伤，这是肱二头肌长头肌腱内向脱位、半脱位的原因。

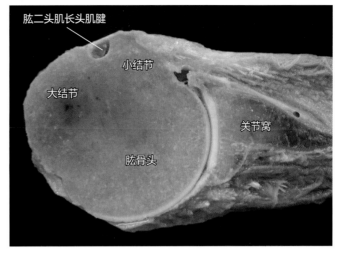

肩胛下肌

肩胛下肌腱表层纤维向横韧带方向走行并附着在大结节上。肩胛下肌腱表层断裂意味着支撑肱二头肌长头肌腱的横韧带损伤，这是肱二头肌长头肌腱内向脱位、半脱位的原因

外上方扫查

肩袖的多层结构

- 肩袖由5层结构组成。第1层和第4层是始于喙肱韧带的连续纤维，第2层是粗大致密纤维，第3层是粗纤维，第5层是关节囊。
- 冈上肌、冈下肌的肌内腱是腱纤维束，走行至第2层，并附着于大结节。
- 在肩袖（冈上肌腱）的长轴切面可见冈上肌腱的第2层呈纤维形态。

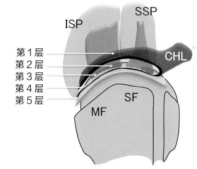

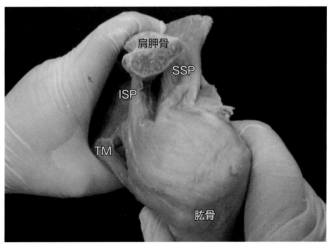

肩袖的分层结构

CHL—喙肱韧带；ISP—冈下肌腱；MF—中间关节面；SF—上关节面；SSP—冈上肌腱；TM—小圆肌

腋窝扫查

盂肱韧带

- 肩关节前方关节囊增厚且呈索状的部分称为盂肱韧带。盂肱韧带有上、中、下3束，下垂位时盂肱上韧带协助下方稳定，轻度外展位时盂肱中韧带协助前方稳定，外展位时盂肱下韧带协助前方稳定。盂肱下韧带又可分为盂肱下韧带前束、盂肱下韧带后束以及二者之间呈撑开吊床状的腋囊。

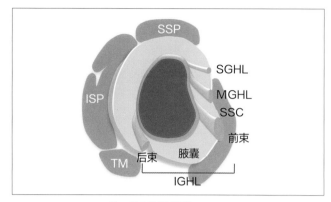

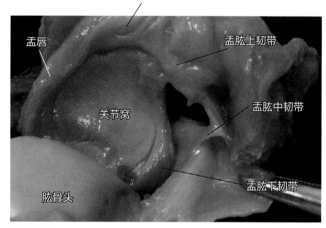

盂肱韧带

盂肱韧带分为盂肱上韧带（SGHL）、盂肱中韧带（MGHL）、盂肱下韧带（IGHL），盂肱下韧带损伤可导致惯性肩关节脱位
ISP—冈下肌腱；SSC—肩胛下肌腱；SSP—冈上肌腱；TM—小圆肌

内上方扫查

上盂唇

- 关节窝上方为上盂唇，组织学上认为是始于肱二头肌长头肌腱的纤维移行部分。因此上盂唇撕脱与肱二头肌长头肌腱起始部位的撕脱可认为是同义。上盂唇剥离被称为SLAP损伤，根据损伤形态分为Ⅰ～Ⅳ型。

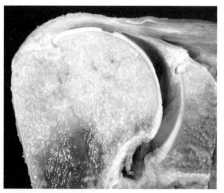

上盂唇与肱二头肌长头肌腱

由于上盂唇是从肱二头肌长头肌腱直接移行出来的纤维部分，所以无法明确区分两者

第六章

超声诊断下肢
小腿·踝关节

　　小腿、踝关节的超声检查可以从前方、外侧、内侧、后方这4个方向观察到如下部位。

前方
①胫骨
　■ 胫骨后肌
　■ 趾长屈肌
②距上关节
　■ 距骨滑车
　■ 距骨颈

外侧
①外踝（腓骨）
②胫腓前韧带
③距腓前韧带
④跟腓韧带
⑤腓骨肌腱

内侧
①内踝
②三角韧带
③踝管
　■ 胫神经
　■ 胫后动静脉
　■ 胫后肌腱
　■ 趾长屈肌腱
　■ 拇长屈肌腱

后方
①腓肠肌
②比目鱼肌
③跟腱
④跟骨结节

基础知识

- 踝关节（距小腿关节）是由胫骨、腓骨及距骨构成的滑车关节，连接小腿与足。
- 从外观上看，踝关节外侧的隆起（腓骨远端）是外踝，内侧的隆起（胫骨远端）是内踝。
- 距骨与跟骨被距下关节连接。距骨与足舟骨被距跟舟关节连接，跟骨与骰骨被跟骰关节连接，距跟舟关节与跟骰关节合称为跗横关节（Chopart 关节）。
- 足舟骨与第一、第二、第三楔骨被楔舟关节连接，楔骨、骰骨与距骨构成的关节称为跗跖关节（Lisfranc 关节）。
- 跗横关节的近端为后足部（包括距骨、跟骨），跗横关节与跗跖关节之间为中足部（包括舟骨、骰骨以及第一、第二、第三楔骨），跗跖关节的远端为前足部（包括距骨、近节趾骨、中节趾骨、远节趾骨）。
- 超声检查中，可以从前方、外侧、内侧、后方四个方向对小腿与踝关节进行评估。
- 由于踝关节的活动度不如其他关节那么大，因此被骨挡住的关节面无法被充分观察，但是连接各骨的韧带以及踝关节周围的肌肉、肌腱几乎都能被观察到。
- 踝关节是外伤频率最高的关节，特别是扭伤导致的骨折、韧带损伤，使用超声检查非常有效。

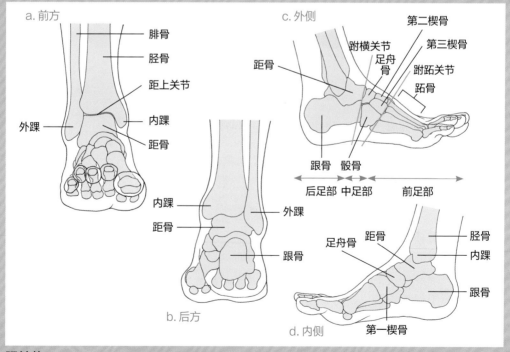

a. 前方
- 腓骨
- 胫骨
- 距上关节
- 内踝
- 距骨
- 外踝

b. 后方
- 内踝
- 距骨
- 外踝
- 跟骨

c. 外侧
- 距骨
- 跗横关节
- 足舟骨
- 第二楔骨
- 第三楔骨
- 跗跖关节
- 跖骨
- 跟骨
- 骰骨
- 后足部　中足部　前足部

d. 内侧
- 足舟骨
- 距骨
- 胫骨
- 内踝
- 跟骨
- 第一楔骨

前方扫查

小腿及踝关节的前方扫查，主要可以观察胫骨骨膜、距小腿关节。

检查体位

体位：患者坐位，膝关节伸展位，踝关节自然跖屈位。

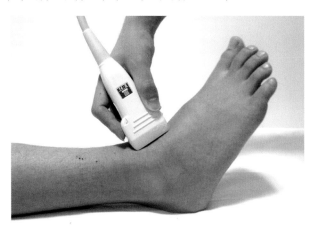

胫骨骨干及踝关节的检查体位

检查顺序

Step1　观察胫骨

探头移动

探头于短轴方向置于内踝后方，定位胫骨后肌和趾长屈肌后，探头向近端前方移动。

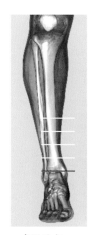 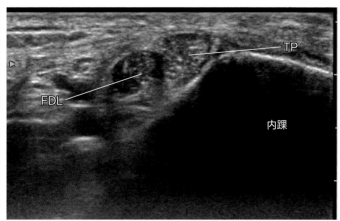

a. 内踝后方
胫骨干的短轴切面

FDL—趾长屈肌；TP—胫骨后肌

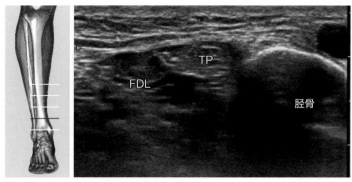

b. 在小腿远端，可观察到位于胫骨内侧的胫骨后肌（TP），其深层是趾长屈肌（FDL）

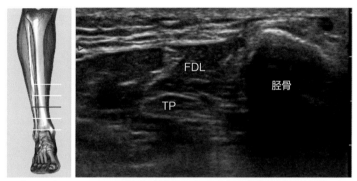

c. 在小腿中下1/3，可观察到胫骨后肌（TP）向深层走行，以及趾长屈肌（FDL）的胫骨起点

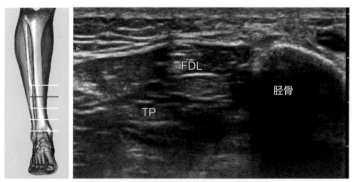

d. 在小腿中央偏远端，胫骨的骨膜增厚，提示胫骨疲劳性骨折

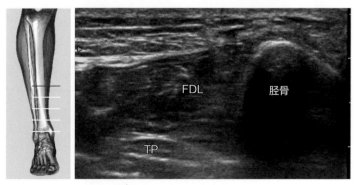

e. 在小腿中央，如果发现骨膜增厚，需要观察长轴切面

胫骨干的短轴切面（续）

FDL—趾长屈肌；TP—胫骨后肌

附着于胫骨干的肌

- 胫骨后肌、趾长屈肌和蹈长屈肌走行在小腿后方深层。胫骨后肌始于胫、腓二骨的骨间膜侧以及骨间膜，趾长屈肌主要始于胫骨侧，蹈长屈肌始于腓骨侧。

- 趾长屈肌在小腿远端走行于胫骨后肌的内侧，在胫骨下端后面与胫骨后肌交叉。趾长屈肌越过胫骨后肌腱，此处称为胫骨后肌、趾长屈肌交叉。

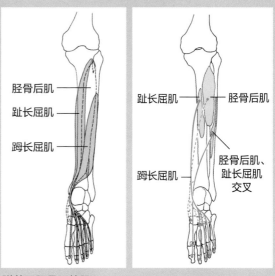

附着于胫骨干的肌

Q 小腿疼痛可能由什么疾病导致？

在运动员中容易出现的小腿中下 1/3 处的疼痛一般由外胫炎引起。

跑步时出现的疼痛及压痛会从胫骨内缘的中央发散到远端，可以通过双画面模式对比评估胫骨的骨膜是否增厚。

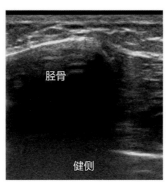
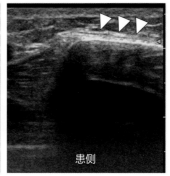

外胫炎

在骨干附近观察到新生骨组织形成，可以考虑疲劳性骨折。

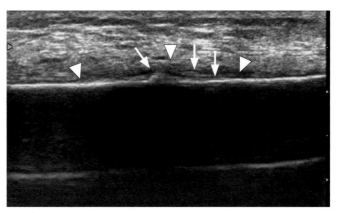

a. 超声图像（长轴切面）

观察到胫骨的骨膜增厚（白色三角箭头）且有呈线状高回声的新生骨组织（白色箭头）时，可考虑疲劳性骨折

胫骨疲劳性骨折

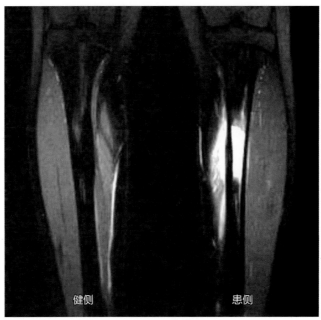

b. MRI 图像（脂肪抑制，T2 加权，冠状面）

左侧胫骨髓腔内、周围骨膜、趾长屈肌均呈高辉度

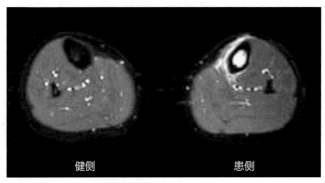

c. MRI 图像（脂肪抑制，T2 加权，轴位面）

左侧胫骨髓腔内、周围骨膜、趾长屈肌均呈高辉度

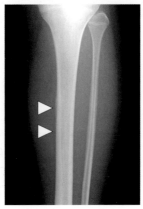

d. 普通 X 线片（正位）

胫骨内侧可见新生骨组织（白色三角箭头）

胫骨疲劳性骨折（续）

Step2　观察距上关节

探头移动

探头于长轴方向置于踝关节前方。

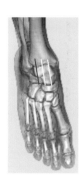

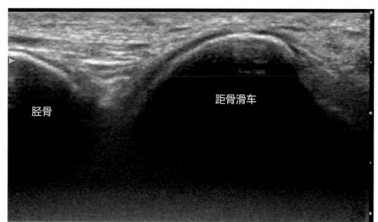

a. 外侧边缘

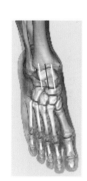

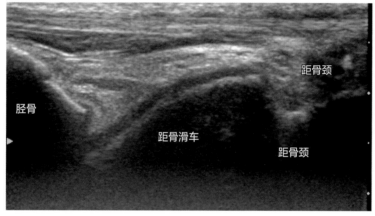

b. 中央

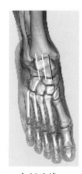

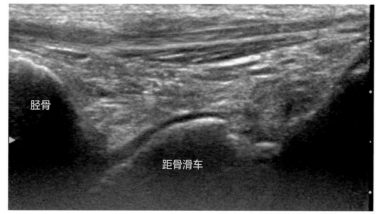

c. 内侧边缘

距上关节的长轴切面

探头从外侧向内侧移动，可观察到距骨滑车的软骨面逐渐变小。观察的时候要注意外侧边缘的距骨滑车的轮廓是否存在不规则（剥脱性骨软骨炎）、内侧边缘的距骨滑车前方是否存在骨赘（撞击性外生骨疣）

181

踝关节位于最大跖屈位，探头置于短轴方向。

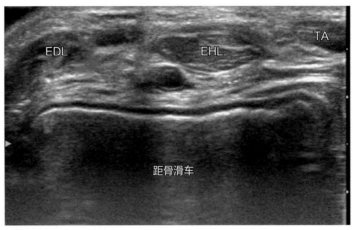

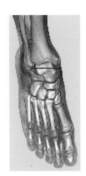

距上关节的短轴切面

可以观察到在距骨滑车浅层，从内侧开始依次为胫骨前肌（TA）、跗长伸肌（EHL），趾长伸肌（EDL），足背动脉在关节囊的正上方

Q 如何观察关节内的水肿和血肿？

关节血肿多伴随外伤出现，新鲜出血呈高回声。

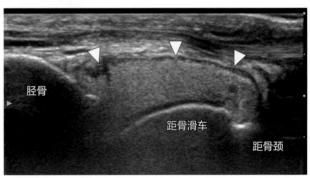

关节血肿

可见从距骨滑车到距骨颈呈高回声的关节血肿（白色三角箭头）

关节水肿呈低回声，退行性踝关节病等非炎性疾病，以及关节炎、痛风等炎性疾病都可能伴有滑膜增生。

增生滑膜的回声强度比水肿略高。

炎性疾病的特征是在多普勒超声图像中可见与滑膜增生一致的血流增加。

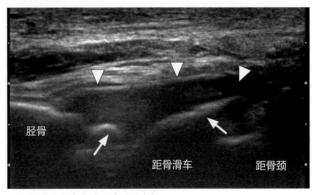

a. 退行性踝关节病（无滑膜增生）

可见呈线状高回声的关节囊内有呈低回声的关节水肿（白色三角箭头）。

在胫骨下端前方与滑车前方可见骨赘（白色箭头）

关节水肿

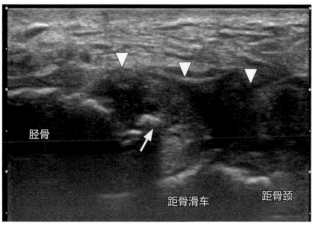

b. 退行性踝关节病（伴有滑膜增生）

可见呈低回声的关节水肿与回声强度略高于水肿的增生滑膜（白色三角箭头）。在胫骨下端前方可见骨赘（白色箭头）

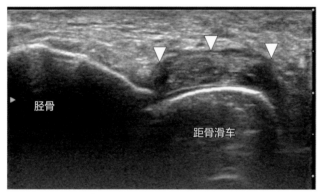

c. 关节炎（B型超声图像）

可见呈低回声的关节水肿与回声强度略高于水肿的增生滑膜（白色三角箭头）

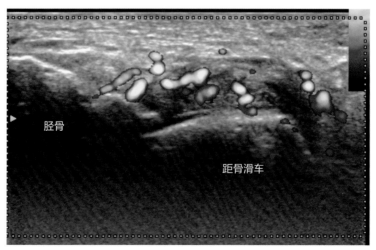

d. 关节炎（多普勒超声图像）

可见与滑膜增生一致的血流增加

关节水肿（续）

在胫骨下端前方与距骨颈背侧的骨赘称为撞击性外生骨疣。

从胫骨前肌腱内侧观察长轴切面，可以看到在距骨滑车前方有堤状的骨赘（右图白色三角箭头）、在胫骨下端前方的边缘处有从前方向远端生长的骨赘（右图黑色三角箭头）。其形成原因可为外侧韧带损伤造成踝关节不稳定后承受了高频率的低背伸运动负荷。

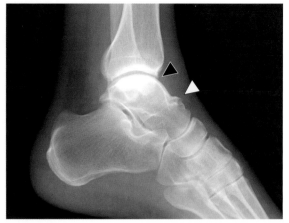

a. 普通 X 线片

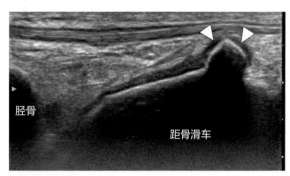

b. 超声图像（长轴切面）

撞击性外生骨疣

Q 距骨滑车可能出现哪些炎症？

距骨滑车的剥脱性骨软骨炎，外侧型容易在前方出现，内侧型容易在后方出现。

外侧型剥脱性骨软骨炎在最大跖屈位时从前方观察，内侧型剥脱性骨软骨炎在最大背伸位时从后方观察，不过实际情况中多会因胫骨的遮挡而难观察到。内侧型的出现频率相对较高。

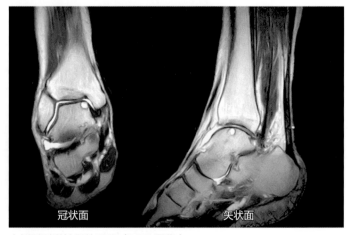

内侧型剥脱性骨软骨炎（MRI 图像）

外侧扫查

小腿及踝关节的外侧扫查主要可观察到踝关节的外侧支撑结构。

检查体位

体位：患者坐位，膝关节伸展，踝关节自然跖屈。

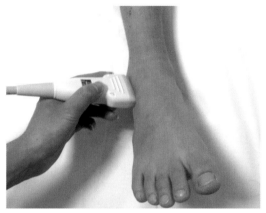

踝关节的检查体位

检查顺序

Step1　观察外踝

探头移动

探头于长轴方向置于踝关节外踝正上方，前后移动探头进行观察。

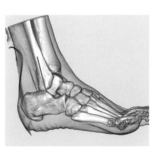
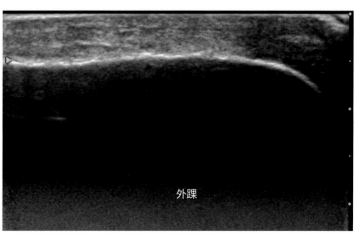

外踝

a. 成年病例（骨骺线闭合后）
外踝的骨轮廓呈连续的线状高回声
外踝的长轴切面

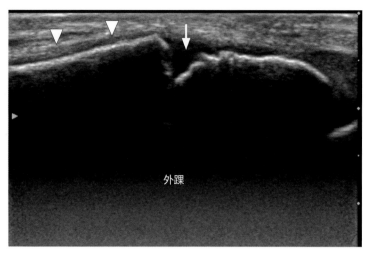

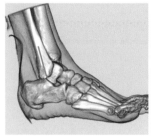

外踝

b. 幼儿病例（骨骺线闭合前）

可观察到呈低回声的生长中软骨（白色箭头），与外踝的骨轮廓不连续区域走行一致。与成年病例相比骨膜较厚，影像清晰（白色三角箭头）

外踝的长轴切面（续）

Q 外踝骨折有哪些超声特征？

　　外踝骨折的超声特征是骨折部位呈不连续的线状高回声，且有出血造成的骨膜增厚以及皮下血肿、周围组织肿胀等。

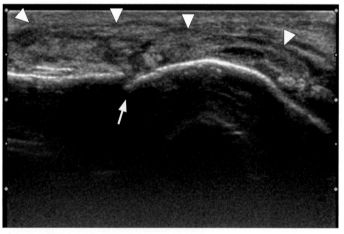

外踝骨折

可见骨折部位呈不连续的线状高回声（白色箭头），同时可见髓腔内出血导致的骨膜增厚、皮下血肿（白色三角箭头）

Q 外踝骨骺线损伤有哪些超声特征？

外踝骨骺线损伤的超声特征是骨骺线（正常骨骺线也是不连续的）的下方和上方分别存在骨膜下血肿和皮下肿胀。

幼儿的扭伤大部分是距腓前韧带起点的断裂骨折，外踝骨骺线损伤比较少。

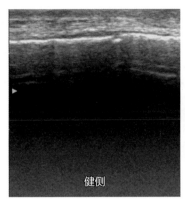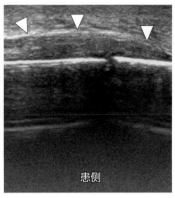

健侧　　　　　患侧

外踝骨骺线分离

与健侧相比，可见患侧有与外踝的不连续骨轮廓走行一致的由出血导致的骨膜增厚、皮下血肿（白色三角箭头）

Step2　观察胫腓前韧带

探头移动

探头置于前方外侧，连接外踝与胫骨远端。将探头从近端向远端方向移动进行观察。

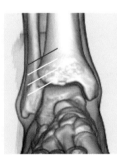

EDL

腓骨　　　　　胫骨

a. 胫腓前韧带偏近端

胫骨轮廓呈三角形

胫腓前韧带的长轴切面

胫骨与腓骨可通过趾长伸肌（EDL）走行在胫骨表面这一点来辨别

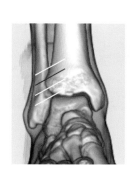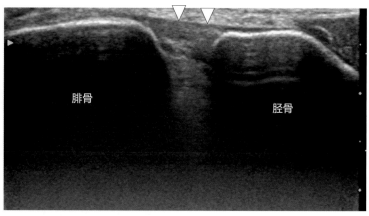

b. 胫腓前韧带

可见胫骨轮廓呈梯形，胫腓前韧带呈宽约 2 mm 的带状低回声（白色三角箭头）

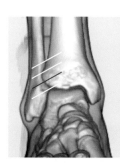

c. 胫腓前韧带偏远端

胫骨与腓骨的间距稍微增大，在胫骨与腓骨之间无法看到清晰的韧带结构

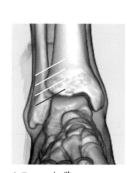

d. Bassett 韧带

可见连接胫骨与腓骨顶点呈低回声的韧带结构（白色三角箭头），其正下方为距骨滑车（＊）的外边缘

胫腓前韧带的长轴切面（续）

Q 韧带与骨膜都呈低回声提示什么？

胫腓前韧带在超声下呈连接腓骨与梯形的胫骨的带状低回声。韧带损伤时，与骨膜一样呈低回声并且增厚，有时关节内血肿会越过韧带向关节外扩散。

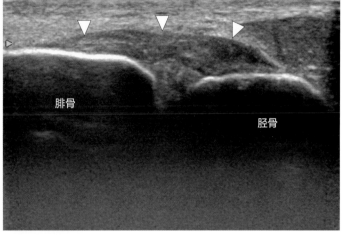

胫腓前韧带损伤

胫腓前韧带的骨膜止点增厚，呈低回声（白色三角箭头）

Q 胫腓前韧带断裂骨折有哪些超声特征？

胫腓前韧带断裂骨折的超声特征是韧带附着部位的骨表面不连续。

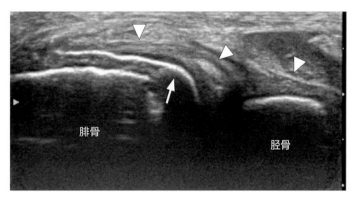

a. 腓骨侧断裂骨折

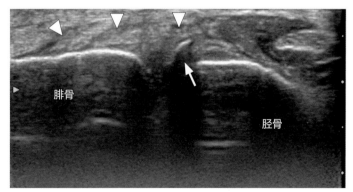

b. 胫骨侧断裂骨折

胫腓前韧带断裂骨折

可见与韧带（白色三角箭头）一起撕脱的线状高回声结构（白色箭头）

Step3 观察距腓前韧带

探头移动

探头置于外踝前斜面远端约 1/2 处。探头以外踝为中心旋转，描记距骨颈。描记韧带的关键是描记出韧带附着部位特有的骨轮廓。可将骨轮廓作为参考标志以便复查。

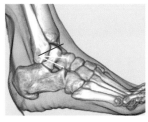

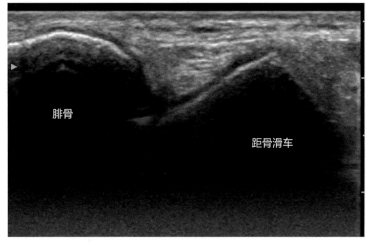

a. 距骨颈的小隆起上方
可见距骨滑车与侧壁形成约 90° 的夹角

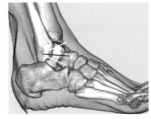

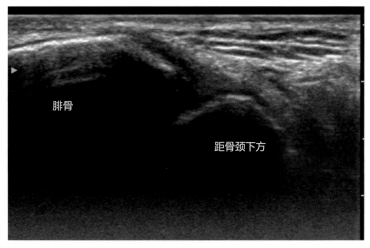

b. 距骨颈的小隆起下方
未描记出距骨滑车
距腓前韧带的长轴切面

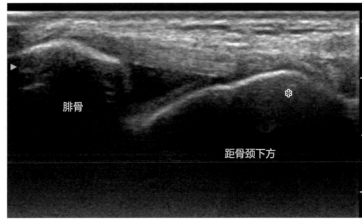

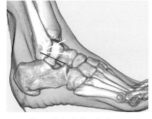

c. 距骨颈的小隆起（＊）
可描记出距腓前韧带

距腓前韧带的长轴切面（续）

探头移动

向韧带施加前向压力时，要确保画面中一直有骨性参考标志。

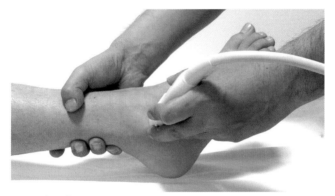

a. 无压力状态

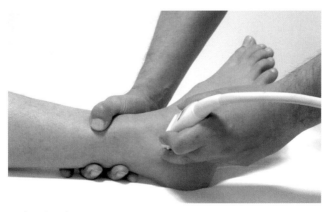

b. 有压力状态
向距腓前韧带施加压力的方式（长轴切面）

患者的足跟自然置于床上，下肢的重量使踝关节呈前向压力状态。未持探头的手抓住患肢，提起足跟，为无压力状态（a）；放下足跟，为有压力状态（b）

Q 距腓前韧带呈低回声提示什么？

距腓前韧带扫查容易受各向异性影响，声束如果不垂直于韧带，韧带就会呈低回声。

距腓前韧带描记恰当时，呈厚度为 2 ~ 3 mm 的带状高回声，连接外踝（腓骨）前斜面下部 1/2 处与距骨颈的小隆起。

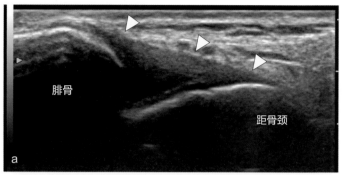

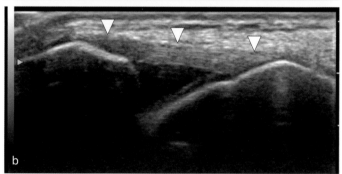

距腓前韧带的各向异性（长轴切面）

肌腱、韧带等纤维方向固定的结构容易受各向异性影响。声束不垂直于距腓前韧带（白色三角箭头）时，就会描记出低回声图像（a），因此要尽量使声束垂直于距腓前韧带以描出呈高回声的纤维结构（b）

Q 新鲜韧带断裂有哪些超声表现？

新鲜韧带断裂的病例，韧带整体肿胀并呈低回声。距腓前韧带腓骨止点处的骨膜增厚，韧带周围组织肿胀也是其特征。

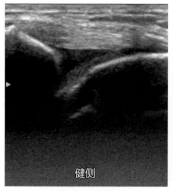
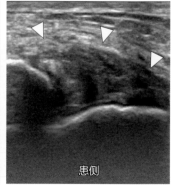

距腓前韧带损伤（新鲜病例）

与健侧相比，患侧韧带整体肿胀，呈低回声（白色三角箭头）

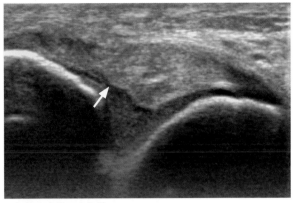

a. 韧带的腓骨止点断裂

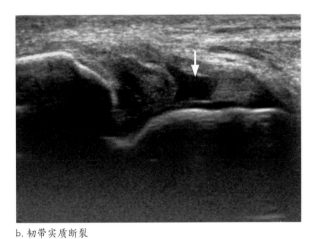

b. 韧带实质断裂

距腓前韧带损伤

部分断裂时，断裂端（白色箭头）由于水肿或血肿有时图像非常清晰

Q 踝关节扭伤时出现的韧带断裂有哪些超声特征？

10 ~ 40 岁病例的扭伤多为距腓前韧带断裂。小学生的扭伤，韧带实质断裂的情况比较少见，几乎都是腓骨侧断裂骨折。

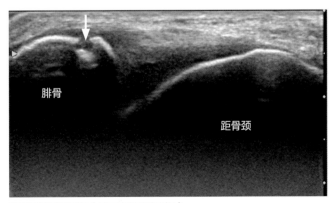

腓骨

距骨颈

距腓前韧带损伤（腓骨侧断裂骨折）

腓骨的轮廓出现中断（白色箭头），远端的断裂骨片上有距腓前韧带附着

成年病例多见距骨侧断裂骨折。

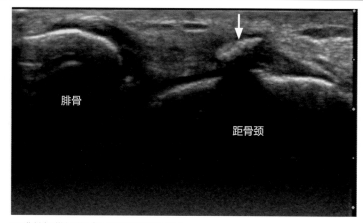

距腓前韧带损伤（距骨侧断裂骨折）

可见距骨侧存在伴有声影的小骨片（白色箭头）。在小骨片的中枢侧可见距腓前韧带

陈旧性骨折病例，可见断裂骨片和外踝母床的轮廓圆滑。

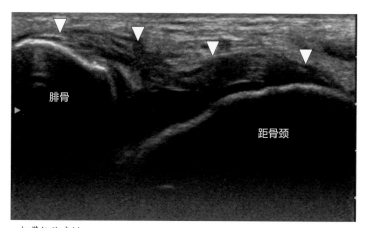

a. 韧带松弛病例

可见腓骨与距骨的间距扩大、距腓前韧带（白色三角箭头）松弛

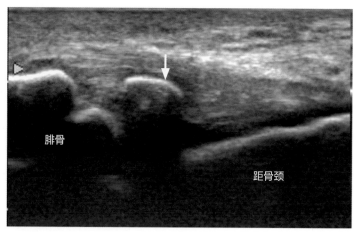

b. 陈旧性断裂骨折病例

距腓前韧带损伤（陈旧性病例）

腓骨侧的断裂骨片（白色箭头）与母床一样轮廓圆滑

可以对腓骨与距骨的间距是否扩大、骨片是否移动以及流入韧带断裂部的关节液、韧带的形状变化、最大压力时的制动情况等进行评估。

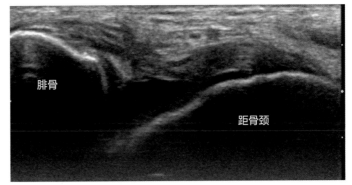

a. 无压力状态

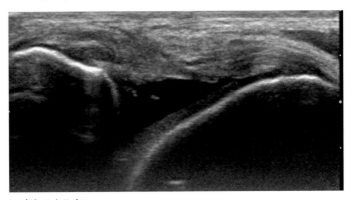

b. 前向压力状态
陈旧性距腓前韧带损伤

正常的距腓前韧带呈直线走行,与此不同,陈旧性韧带损伤病例的韧带呈蜿蜒走行。虽然施加前向压力可以使距腓前韧带呈直线,但韧带的厚度会变薄,腓骨与距骨的间距扩大也更加明显

Step4 观察跟腓韧带

[探头移动]

踝关节背伸位,探头置于外踝下方,方向同短轴。

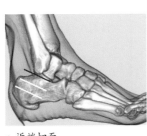

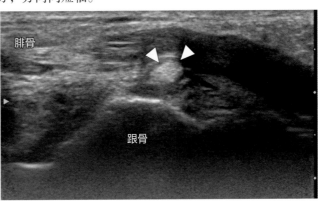

a. 近端切面
跟腓韧带呈椭圆形高回声(白色三角箭头)
跟腓韧带的短轴切面

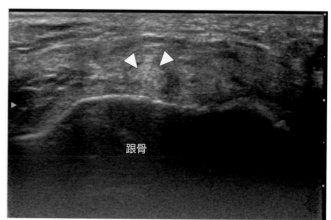

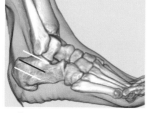

b. 中间切面

跟腓韧带与跟骨相连，呈椭圆形高回声（白色三角箭头）

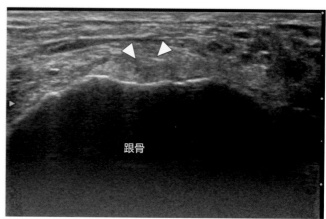

c. 远端切面

可见跟腓韧带（白色三角箭头）附着在跟骨上

跟腓韧带的短轴切面（续）

探头移动

将探头旋转 90°，观察长轴切面。

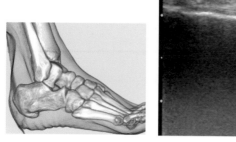

跟腓韧带的长轴切面

跟腓韧带（白色三角箭头）在跟骨侧壁与腓骨长、短肌腱之间，呈纤维形态的带状高回声

Q 跟腓韧带的超声表现有什么特征?

跟腓韧带是索状结构，因此其在短轴切面呈椭圆形，在长轴切面呈带状高回声。

由于无法观察到附着在外踝内侧的韧带，因而在长轴切面需要描记出与距腓前韧带下束融合的纤维。韧带损伤病例的韧带呈较粗的低回声，长轴切面中的纤维形态不清晰。

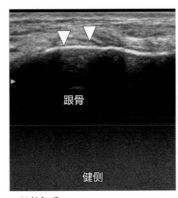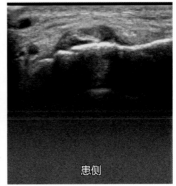

健侧　　　　　患侧

a. 短轴切面

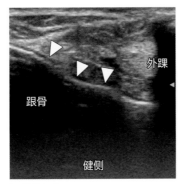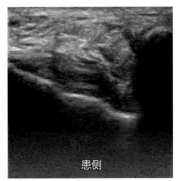

健侧　　　　　患侧

b. 长轴切面
跟腓韧带损伤

Step5　观察腓骨肌腱

探头移动

探头置于踝关节外踝后方，方向同短轴切面。

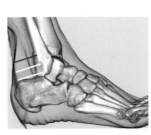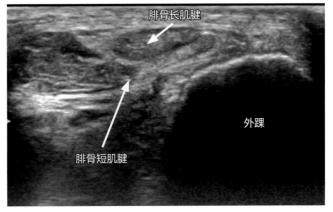

a. 外踝后方（腓骨肌上支持带近端）
腓骨肌腱的短轴切面
呈线状高回声的外踝的后方是腓骨长、短肌腱，呈椭圆形高回声，腓骨长肌腱在浅部

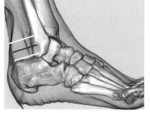

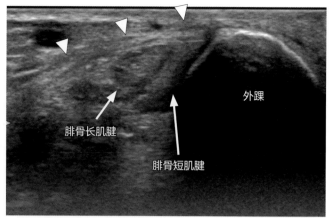

b. 外踝后方（腓骨肌上支持带中部）

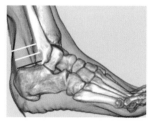

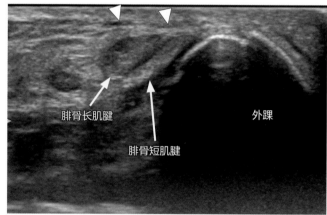

c. 外踝后方（腓骨肌上支持带远端）

腓骨肌腱的短轴切面（续）

腓骨长、短肌腱在外踝后下方，被腓骨肌上支持带（白色三角箭头）覆盖

探头移动

将探头旋转 90° 观察长轴切面。

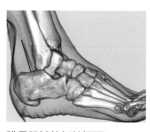

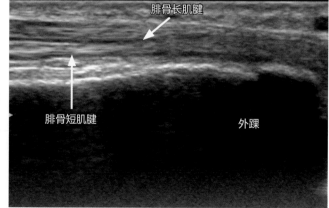

腓骨肌腱的长轴切面

腓骨长、短肌腱呈纤维形态，腓骨长肌腱在浅部

腓骨肌腱炎的超声特征是肌腱增大和纤维形态消失，腓骨肌腱鞘炎的超声特征是肌腱周围有水肿，肌腱炎和腱鞘炎通常同时存在。

患者多为扁平足，病变由扭伤及长时间步行导致［腓骨肌痉挛性平足（peroneal spastic flatfoot）］。

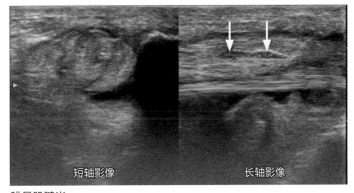

短轴影像　　　　　　长轴影像

腓骨肌腱炎

腓骨长肌腱出现增大，纤维形态消失。内部可见不连续图像（白色箭头），提示肌腱部分断裂

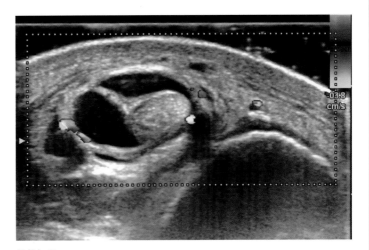

短轴切面

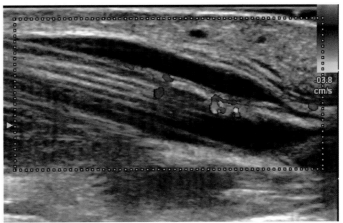

长轴切面

腓骨肌腱鞘炎（多普勒超声图像）

可见腓骨长肌腱周围有水肿，肌腱实质、腱鞘的血流稍有增加

外伤性腓骨肌腱脱位可见支持带连接的骨膜出现撕脱，而支持带未断裂。跟骨骨折后，跟骨的横径增加，导致腓骨肌腱向上拱起，从而出现腓骨肌腱炎、腓骨肌腱脱位。

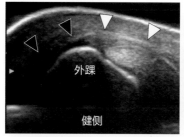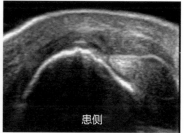

a. 腓骨肌腱脱位病例

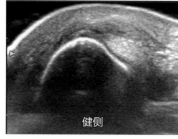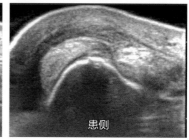

b. 习惯性脱位病例

腓骨肌腱脱位

腓骨肌腱脱位的特征是未脱位时腓骨肌上支持带（白色三角箭头）、腓骨骨膜（黑色三角箭头）增大（a）。习惯性脱位病例在踝关节背伸、外翻时容易引发脱位，腓骨肌腱（主要是腓骨长肌腱）与腓骨肌上支持带在撕脱的腓骨骨膜下层同时脱位（b）

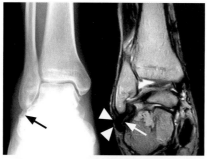

a. 普通X线片   b. MRI图像

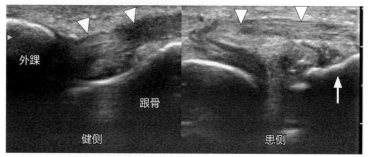

c. 超声图像（外踝下方长轴切面）

腓骨肌腱脱位（跟骨骨折后）

跟骨骨折导致外踝前下方出现骨骼隆起（白色箭头），使腓骨肌腱（白色三角箭头）在外踝脱位

内侧扫查

踝关节内侧扫查时，主要可观察三角韧带、踝管。

检查体位

体位：患者坐位，踝关节内侧朝上。

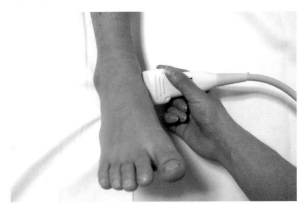

踝关节内侧的检查体位

检查顺序

Step1　观察三角韧带

探头移动

探头置于内踝，方向同长轴，在内踝下端与跟骨载距突的连接线上，观察中央韧带（胫跟韧带）。

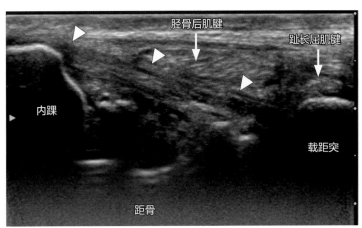

三角韧带中央韧带（胫跟韧带）

连接内踝与载距突的三角韧带中央韧带（白色三角箭头），受各向异性影响，回声强度略低

探头置于患肢的内踝前方与足舟骨结节的连接线以及内踝后方与距骨后下缘的连接线上，可观察到前方韧带（胫舟韧带）、后方韧带（胫距后韧带）。受各向异性以及走行在表面的胫骨后肌腱、趾长屈肌腱的影响，实际操作时较难获得清晰的图像。可以比较患侧与健侧的三角韧带中央韧带（胫跟韧带，该韧带易出现损伤）进行判断。

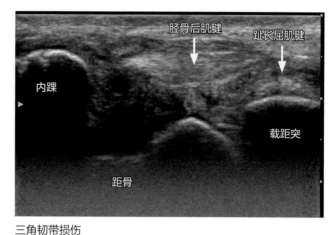

三角韧带损伤
中央韧带（胫跟韧带）的纤维形态不清晰

Step2　观察踝管

探头移动

探头置于内踝后方，方向同短轴。

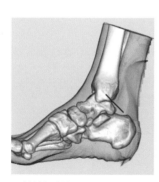

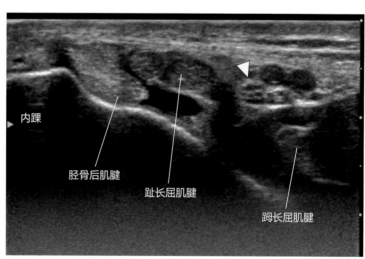

踝管的短轴切面
胫骨后肌腱在内踝后方，呈椭圆形高回声，其后方为趾长屈肌腱。趾长屈肌腱的后方为胫神经（白色三角箭头）与胫后动静脉。更深层有踇长屈肌腱走行

探头移动

将探头旋转90°，观察胫神经的长轴切面。

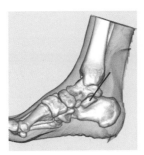
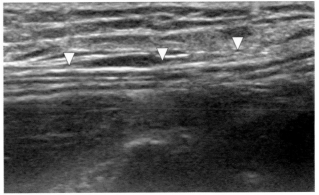

胫神经的长轴切面

胫神经（白色三角箭头）呈线状高回声与低回声交替出现的层状（神经束形态）

Q 胫骨后肌腱鞘炎、胫骨后肌腱炎的超声表现有哪些特征？

胫骨后肌腱鞘炎的超声特征是肌腱周围多呈低回声（水肿）。胫骨后肌腱炎的特征是肌腱增大。不过多数病例同时存在腱鞘炎和肌腱炎。

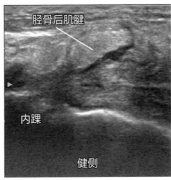
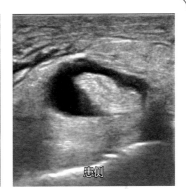

胫骨后肌腱鞘炎的短轴切面

胫骨后肌腱周围呈低回声，提示存在水肿。多数病例与伴有胫骨后肌功能障碍的扁平足有关

Q 踝管综合征的特征是什么？

踝管综合征的特征是足底麻木、疼痛，出现骨隆突、囊肿。

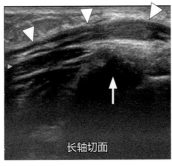
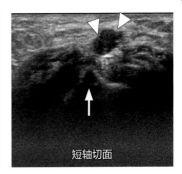

长轴切面　　　　　　短轴切面

踝管综合征（足跟骨愈合症）

在内踝后下方为骨隆突以及愈合后的距跟关节的骨隆突（白色箭头），将胫神经（白色三角箭头）从下向上顶起

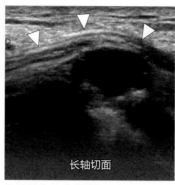 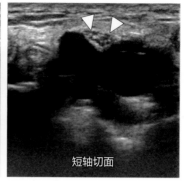

| 长轴切面 | 短轴切面 |

踝管综合征（囊肿）

胫神经（白色三角箭头）被踇长屈肌腱的囊肿从下向上顶起

后方扫查

后方扫查主要可观察腓肠肌、比目鱼肌、跟腱。

检查体位

体位：患者俯卧位，足垂于床侧或在踝关节下放置支撑物。

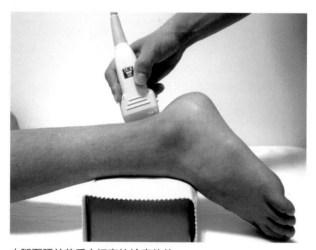

小腿至踝关节后方扫查的检查体位

检查顺序

Step1　观察腓肠肌、比目鱼肌

探头移动

探头置于小腿后方，观察腓肠肌、比目鱼肌的长轴切面。

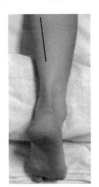 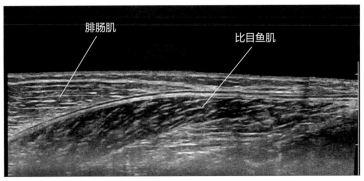

腓肠肌、比目鱼肌的长轴切面

表层的腓肠肌、深层的比目鱼肌均呈半羽状肌的形态。肌间的 2 条线状高回声结构是这两块肌肉的肌膜（腱膜）

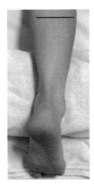 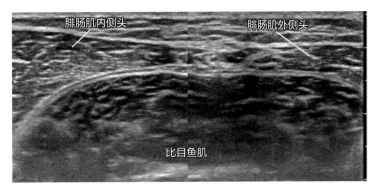

腓肠肌、比目鱼肌的短轴切面

腓肠肌内侧头比较大，深层可见比目鱼肌

Q　腓肠肌拉伤的超声特征有哪些？

　　小腿后方疼痛的最常见原因是腓肠肌拉伤。多出现在中老年人群，通常位于腓肠肌内侧头起点的远端。初期如果受到压迫并且去负荷不充分，位于腓肠肌与比目鱼肌的肌膜间的血肿会扩大，血肿被吸收需要 3～4 个月的时间。

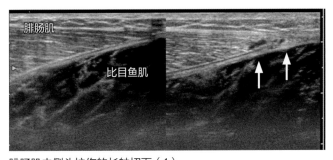

腓肠肌内侧头拉伤的长轴切面（1）

肌束在肌膜附着部位撕脱、蜿蜒走行，呈高回声。可见与断裂部一致的血肿（白色箭头）

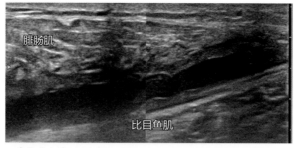

a. 受伤后 1 周

在腓肠肌与比目鱼肌的肌膜间，呈低回声的血肿在扩大

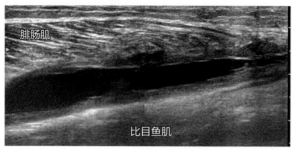

b. 受伤后 1 个月

血肿的隔膜增厚，发生器质性变化。内部潴留的是黄色透明液体而非血肿

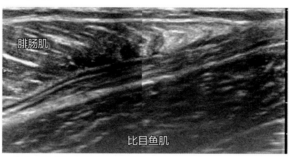

c. 受伤后 1 年

血肿消失，断裂部发生器质性变化

腓肠肌内侧头拉伤的长轴切面（2）

Q 肌肉拉伤应与什么情况相鉴别？

由外伤导致且会出现小腿肿胀、疼痛的情况还有深静脉血栓。

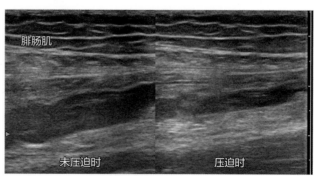

深静脉血栓（比目鱼肌静脉血栓）

特征是在肌腹内而不是肌膜间有施加压力也不会消失的带状低回声区域

Step2　观察跟腱

探头移动

探头置于跟腱后方，方向同长轴切面。轻度跖屈和背伸的同时，观察跟腱长轴切面。

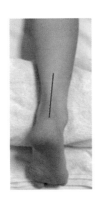

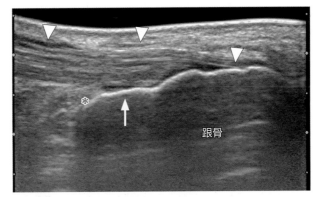

a. 跖屈位

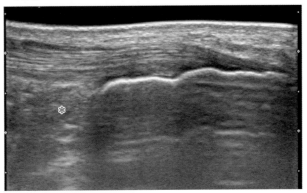

b. 背伸位

跟腱长轴切面

跟腱（白色三角箭头）呈纤维形态，附着在跟骨后面。跟骨的后上方与跟腱之间有呈低回声的后跟骨滑囊（白色箭头），跖屈位和背伸位时 Kager 脂肪垫（*）进入该滑囊

探头移动

将探头旋转 90°，观察跟腱短轴切面。

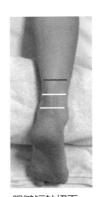

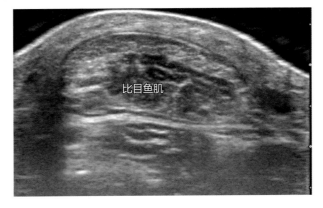

跟腱短轴切面

在近端观察时跟腱扁平，于深层附着于比目鱼肌，肌肉实质的切面呈蚕豆状，向远端方向逐渐变扁平，附着在跟骨后面

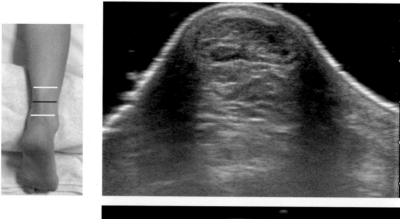

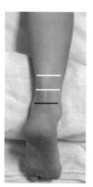

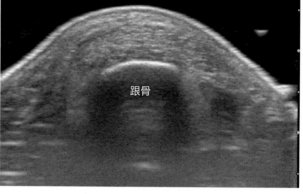

跟腱短轴切面（续）

Q 跟腱断裂的诊断要点是什么？

　　根据肌腱结构的中断与其中的血肿可以轻松诊断。

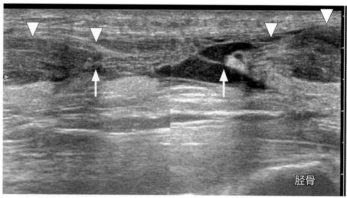

跟腱断裂的长轴切面（1）

跟腱呈低回声（白色三角箭头），借助其中的血肿，断端（白色箭头）被清晰描记出

可根据踝关节跖屈位下断端的位置关系，判断是否使用保守疗法。

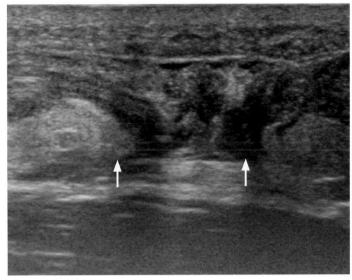

a. 自然下垂位

俯卧位下，在踝关节下放置支撑物使之呈自然下垂位，此时跟腱断端（白色箭头）扩张，有血肿

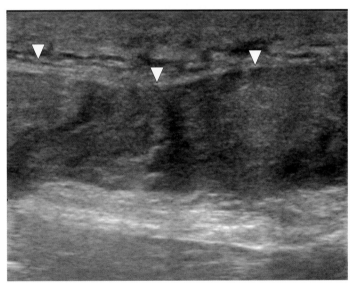

b. 跖屈位

踝关节最大跖屈位，断端移动至呈线状高回声的腱周组织（白色三角箭头）形成的管腔内，可见断端紧密聚集

跟腱断裂的长轴切面（2）

跟腱炎有 2 种类型，病变分别在跟腱实质和跟腱止点。实质性跟腱炎仅可见跟腱实质表层呈低回声，局部增大。止点性跟腱炎的特征是跟腱全层呈低回声，局部肥大。

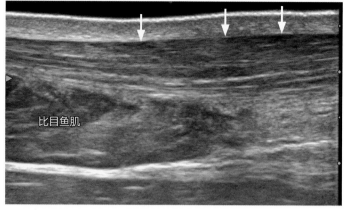

a. 实质性跟腱炎

仅可见跟腱表层呈低回声，纤维形态不清晰（白色箭头）

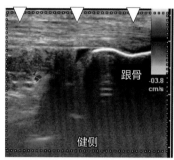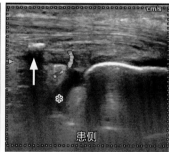

b. 止点性跟腱炎（多普勒超声图像）

与健侧相比，患侧的跟腱（白色三角箭头）增大，存在跟骨后滑囊炎（＊）。可见伴声影的肌腱内骨化（白色箭头）以及来自跟腱深层的血流

跟腱炎（长轴切面）

慢性病例多见跟骨隆起处的骨赘，特征是常出现在外侧。

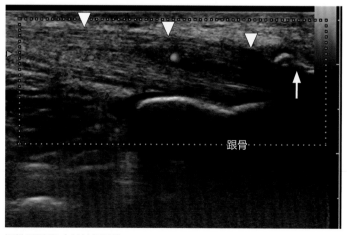

慢性跟腱炎（长轴切面）

跟腱止点呈低回声，纤维形态变得不清晰（白色三角箭头）。跟腱止点处可见骨赘（白色箭头）

跟骨后滑囊呈低回声，多存在止点性跟腱炎，关节炎和痛风发作时也多可见这种表现。

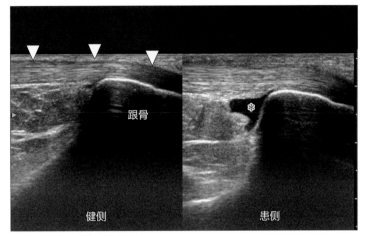

跟骨

健侧　　　　患侧

跟骨后滑囊炎（长轴切面）

在跟腱（白色三角箭头）与跟骨间可见水肿（＊），并可见跟腱增大

参考文献

[1]　van den Bekerom MP, Raven EE: The distal fascicle of the anterior inferior tibiofibular ligament as a cause of tibiotalar impingement syndrome: a current concepts review. Knee Surg Sports Traumatol Arthrosc, 15(4): 465-471, 2007.

前方扫查

距骨滑车的形状

■ 距骨滑车外侧的曲率
半径比内侧的大。因
此，在长轴切面可观
察到关节软骨外侧比
内侧宽，前方比后方
大，呈梯形。

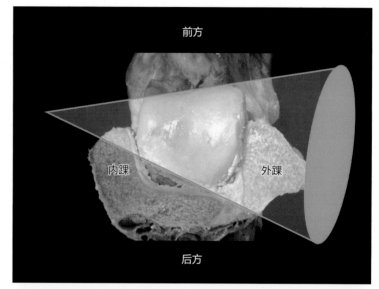

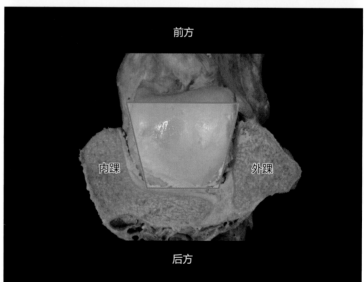

距骨滑车的形状

外侧扫查

胫腓前韧带

- 远端胫腓关节由联合韧带构成，并无一般关节的结构。胫骨与腓骨由 3 个韧带连接，分别为骨间韧带、胫腓前韧带、胫腓后韧带。

- 胫腓前韧带是宽约 1 cm 的膜状韧带，厚度由近端至远端逐渐增加。

- 观察时，注意腓骨与胫骨的轮廓和韧带走行方向非常重要。胫腓前韧带的远端有胫腓前韧带远端纤维束（Bassett 韧带），踝关节背伸位时的疼痛与其相关。

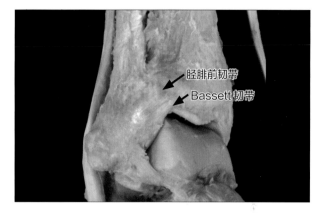

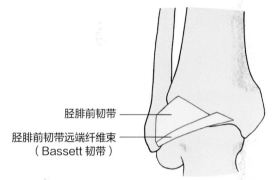

胫腓前韧带

距腓前韧带

- 距腓前韧带连接外踝前方韧带附着面远端的 70% 与距骨顶部，是长 20 mm、宽 10 mm、厚 2 mm 的膜状结构。在大约 3/4 的病例中，病变发生在上束及下束。上束的结构比下束的更厚、更强韧。

- 准确描记韧带附着的腓骨与距骨颈的轮廓是得到高再现性图像的关键。距腓前韧带是踝关节扭伤时易受伤的外侧支持结构之一。

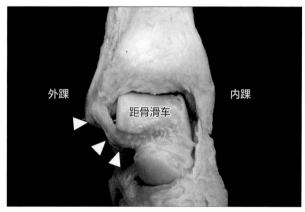

a. 踝关节前方

距腓前韧带

距腓前韧带（白色三角箭头）为连接外踝前方与距骨颈的膜状结构

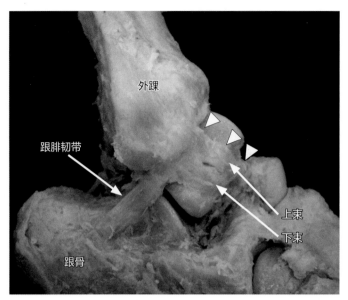

b. 踝关节外侧

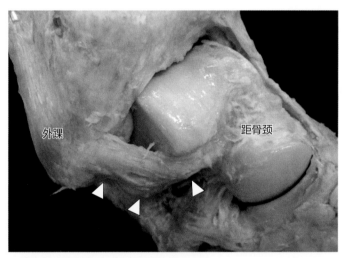

c. 踝关节斜外上侧

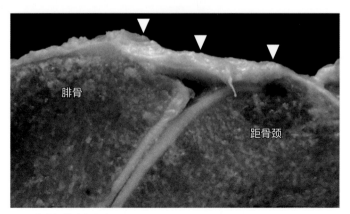

d. 距腓前韧带的长轴切面

距腓前韧带（续）

跟腓韧带

- 距腓前韧带为膜状结构，跟腓韧带为索状结构。跟腓韧带走行在腓骨长、短肌腱与跟骨侧壁之间。
- 观察的第一步是在短轴切面找到索状的跟腓韧带。距腓前韧带的张力在踝关节跖屈位时会变强，跟腓韧带的张力在踝关节背伸位时会变强。大约 2/3 的病例的跟腓韧带与距腓前韧带下束融合。

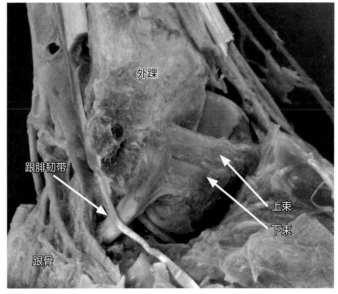

跟腓韧带

腓骨肌腱

- 腓骨长、短肌腱在外踝后下方被腓骨肌上支持带覆盖。在外踝后方腓骨长肌腱走行在腓骨短肌腱的上方。
- 观察时，注意外踝与腓骨长、短肌腱的位置关系非常重要。腓骨长肌腱附着在第 1 跖骨底、第 2 跖骨底及第一楔骨底。腓骨短肌腱附着在第 5 跖骨底。

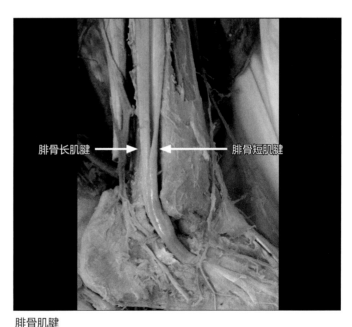

腓骨肌腱

在外踝后方，腓骨长肌腱走行在腓骨短肌腱的上方，将其向表面翻转使深层的腓骨短肌腱更容易观察

三角韧带

- 三角韧带呈三角形，以位于踝关节内侧的内踝为顶点，由前、中、后3条纤维束组成。前方韧带（胫舟韧带）连接内踝前方与足舟骨结节。中央韧带（胫跟韧带）连接内踝下端与跟骨的载距突。后方韧带（胫距后韧带）连接内踝后方与距骨后下缘的结节。
- 观察中央韧带时，注意韧带附着的内踝下端与载距突的位置关系。

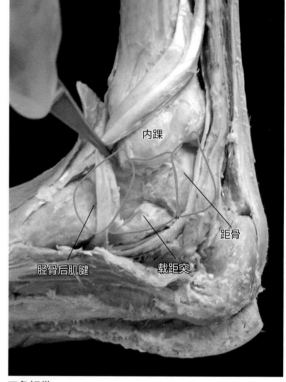

三角韧带

踝管

- 内踝、距骨、跟骨和屈肌支持带共同围成的骨纤维管为踝管，有胫骨后肌腱、趾长屈肌腱、踇长屈肌腱与胫骨后动静脉、胫神经等通过。胫神经又分为跟骨分支和足底内、外侧神经。
- 注意内踝后方是胫骨后肌腱，其后是趾长屈肌腱，趾长屈肌腱后方是神经血管束，深部是踇长屈肌腱。记住这几个位置关系，对于观察超声图像非常重要。

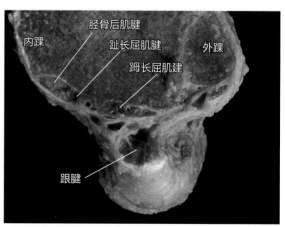

踝管

腓肠肌、比目鱼肌

- 腓肠肌内侧头比外侧头大是其特征之一。腓肠肌与比目鱼肌的肌膜之间由疏松的结缔组织连接，用手就很容易将其分离。因此在伴有肌肉拉伤的腓肠肌肌膜损伤中，血肿很容易向腘窝扩张。

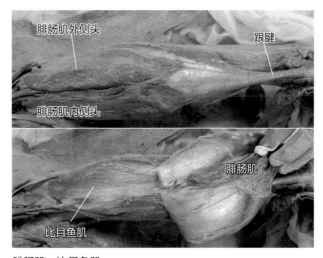

腓肠肌、比目鱼肌

腓肠肌的内侧头比外侧头大，在中间切断并翻转腓肠肌，可观察腓肠肌与比目鱼肌的肌膜

跟腱

- 跟腱为腓肠肌与比目鱼肌的联合腱，可以向跟骨传导负荷。跟腱无腱鞘，被腱周组织覆盖。Kager 脂肪垫在跟腱深层，跟骨后滑囊在跟腱与跟骨后上方之间。跟腱不是简单的直线结构，而是表层内侧纤维朝向跟骨外侧方向、深层外侧纤维朝向内侧方向的"螺旋结构"。

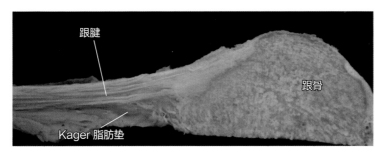

跟腱

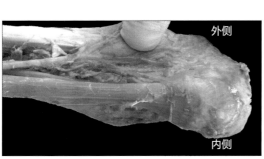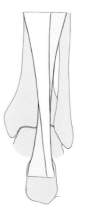

跟腱的"螺旋结构"

第七章

超声诊断下肢
膝关节

膝关节的超声检查，从前方、内侧、外侧、后方（腘窝）4个方向观察如下部位。

前方
①膝伸展结构
- 髌上囊
- 髌上脂肪垫
- 股骨前脂肪垫
- 股四头肌腱
- 髌骨
- 髌腱
- 髌下脂肪垫（Hoffa脂肪垫）

②髌股关节
- 滑膜皱襞（皱襞增生）
- 内侧髌股韧带

③胫股关节
- 股骨内髁负荷部
- 前交叉韧带

④关节囊·滑液囊
- 髌前囊
- 髌下浅囊

- 髌下深囊

⑤脂肪垫

内侧
①内侧副韧带
- 股骨内上髁

②内侧半月板

③鹅足
- 缝匠肌
- 股薄肌
- 半腱肌

外侧
①外侧副韧带
- 股骨外上髁
- 腓骨头

②股二头肌腱

③外侧半月板

④腘肌腱

⑤髂胫束

- Gerdy结节

后方（腘窝）
①半膜肌–腓肠肌内侧头
- 滑液囊（腘窝囊肿）
- 腓肠肌内侧头
- 半膜肌

②后交叉韧带

③豌豆骨
- 豆腓韧带
- 腘弓状韧带
- 腓肠肌外侧头

④神经血管束
- 坐骨神经
- 胫神经
- 腓总神经
- 腘动脉、腘静脉

基础知识

- 膝关节由股骨、胫骨、腓骨、髌骨构成，是人体较大的关节。
- 参与关节运动的主要结构是股骨与胫骨间的胫股关节、股骨与髌骨间的髌股关节（下图 a）。
- 腓骨不直接参与关节运动，但作为韧带与肌腱的附着部位间接参与关节运动。
- 膝关节通过关节囊外韧带（内侧副韧带与外侧副韧带）和关节囊内韧带（前交叉韧带与后交叉韧带）限制动作幅度（下图 b）。
- 胫骨与腓骨之间是胫腓上关节，有时在股骨外侧髁后方可见的豌豆骨（fabella）是腓肠肌外侧头的籽骨，与股骨外侧髁后面形成关节面（下图 c）。
- 在超声检查中，由于骨的遮挡，无法观察到完整的前交叉韧带、后交叉韧带等结构，但近体表的内、外侧副韧带以及半月板、髌骨周围的肌及肌腱几乎都可以观察到（下图 d ~ f）。
- 膝关节是受伤频率较高的关节之一，发育期至青春期的膝伸展结构、成年后的内侧支撑结构容易受伤。
- 通常使用高频线阵探头观察，但在腘窝位置由于观察区域变深，有时需要用低频探头。
- 膝关节的前方、内侧、外侧的观察以长轴切面为主；后方（腘窝）的观察以短轴切面为主，根据需要可追加观察其他切面。

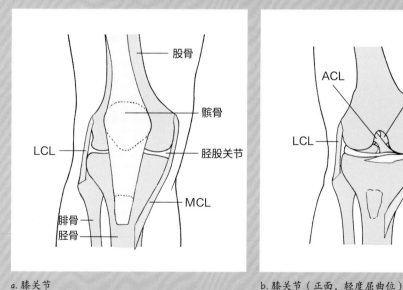

a. 膝关节
胫股关节、髌股关节直接参与膝关节的运动，胫腓上关节间接参与膝关节的运动

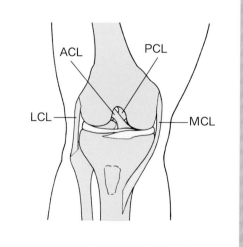

b. 膝关节（正面，轻度屈曲位）
前交叉韧带（ACL）连接股骨外侧髁与胫骨

膝关节的结构
LCL—外侧副韧带；MCL—内侧副韧带；PCL—后交叉韧带

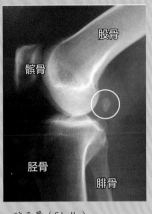

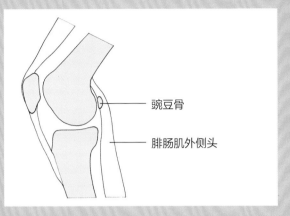

豌豆骨

腓肠肌外侧头

c. 豌豆骨（fabella）

豌豆骨是腓肠肌外侧头的籽骨，可通过普通X线检查观察，见于约30%的人群（骨性豌豆骨），如果包括软骨性豌豆骨则见于70%的人群

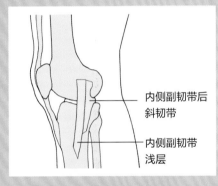

内侧副韧带后斜韧带

内侧副韧带浅层

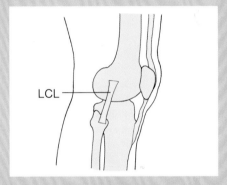

LCL

d. 连接股骨内上髁与胫骨的内侧副韧带（MCL）
从股骨内上髁隆起部向胫骨径直走行的是内侧副韧带浅层，向后方走行的是内侧副韧带后斜韧带

e. 连接股骨外上髁与腓骨的外侧副韧带（LCL）

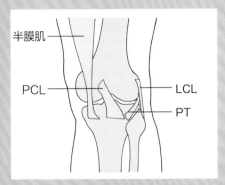

半膜肌

PCL

LCL

PT

f. 膝关节的韧带（后面，腘窝深层）
腘肌腱（PT）位于外侧副韧带（LCL）的深层

膝关节的结构（续）

PCL—后交叉韧带

前方扫查

前方扫查主要可观察膝伸展结构、髌股关节、胫股关节。

膝伸展结构

股四头肌产生的力量经股四头肌腱、髌骨、髌腱传递到胫骨粗隆。

在发育期，软组织（肌、肌腱）的发育速度赶不上骨在长轴方向的增长速度，就会出现肌腱止点损伤。小学高年级到初中的二次发育期间，多发生胫骨粗隆的肌腱损伤（Osgood-Schlatter 病），在胫骨粗隆骨化已经完成的高中生、大学生中，髌侧髌腱的肌腱损伤（髌腱炎）较多。

检查体位

体位：患者坐位或仰卧位。

探头移动

观察髌骨近端与髌骨时，膝关节从伸展位到轻度屈曲位。探头置于长轴方向，向内、外侧缓慢移动并观察。

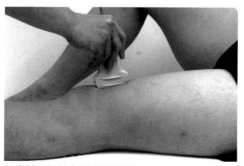

观察髌骨近端与髌骨的体位

观察髌骨远端时使用膝关节屈曲位，探头置于长轴方向，由近端向远端，然后向内、外侧方向缓慢移动并观察。

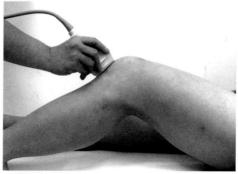

观察髌骨远端的体位

检查顺序

髌骨近端

Step1　观察髌上囊

探头移动

在膝关节伸展位，探头置于髌骨近端，方向同长轴。

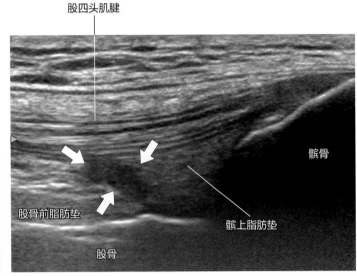

髌上囊长轴切面

髌上囊（箭头）位于髌上脂肪垫与股骨前脂肪垫之间，呈低回声

局部解剖

髌上囊

- 婴儿出生后约5个月之前，膝关节腔被2个隔膜（始于膝关节后方经过髁间至髌下脂肪垫的隔膜、分隔髌上囊与关节腔的隔膜）分割为3个隔间。婴儿出生后约5个月开始，隔膜逐渐出现开孔，最终形成1个连通的关节腔。

- 残留下来的隔膜组织称为滑膜皱襞。

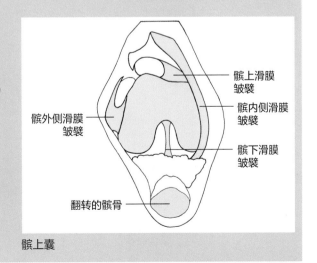

髌上囊

脂肪垫边界难以分辨时，可保持探头位置不变，屈曲膝关节。

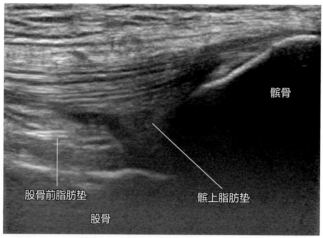

a. 屈曲 0°

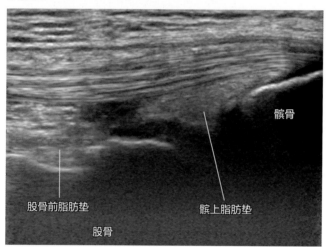

b. 屈曲 45°

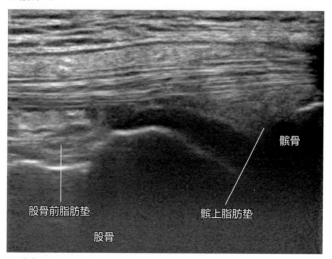

c. 屈曲 90°

股骨前脂肪垫与髌上脂肪垫

屈曲膝关节时，可以看到髌上脂肪垫与髌骨以及股骨前脂肪垫与股骨的连动

探头移动

由于探头的压迫，髌上囊内水肿向内侧隐窝和侧向隐窝移动，有时可能移动到画面外。

这时可以减小探头的压力，未持探头的手从内、外侧按压髌上囊，确认水肿（血肿）的位置。

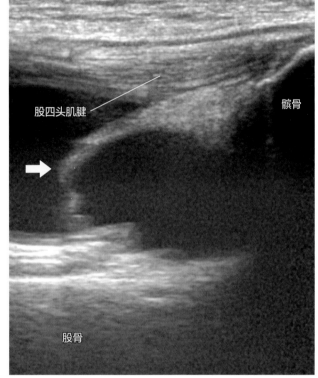

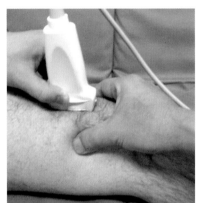

髌上滑膜皱襞的长轴切面

在充满水肿（低回声）的髌上囊内，可见呈线状高回声的髌上滑膜皱襞（白色箭头）

探头移动

减轻探头的压力，从内、外侧按压髌上囊，可以观察到水肿。

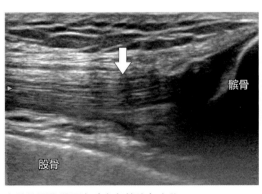

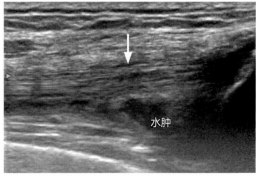

水肿的图像随压力（白色箭头）变化

髌上囊为被股四头肌腱、髌上脂肪垫、股骨前脂肪垫包围的薄层低回声结构。

当低回声层的厚度超过2 mm时,意味着有关节水肿及血肿,提示存在某种关节内病变。因此,髌上囊是筛查关节内病变时首先应该观察的部位。

水肿呈近乎无回声,而新鲜出血呈高回声。

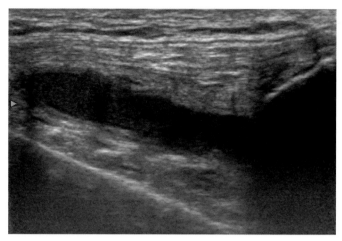

髌上囊长轴切面

新鲜出血呈高回声

滑膜组织非常薄,通常难以得到清晰图像。炎症引起的增厚的滑膜常作为上囊壁被描记出,呈低回声。

水肿和滑膜均呈低回声,用探头压迫后仍存在的低回声结构为滑膜。

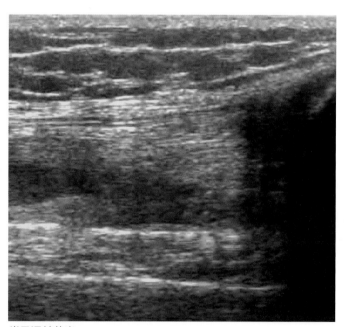

类风湿关节炎

Q 如何评估滑膜的增厚程度？

　　评估滑膜的增厚程度时，在探头下压的状态下测量滑膜总厚度。探头下压直至水肿的低回声图像消失，然后测量残留的低回声结构的厚度。

　　在评估类风湿关节炎的治疗效果时也可以使用这个方法。

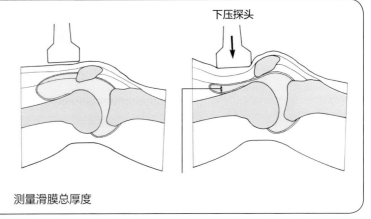

下压探头

测量滑膜总厚度

Step2 观察股四头肌腱

探头移动

膝关节轻度屈曲位，探头置于髌骨近端，方向同长轴。

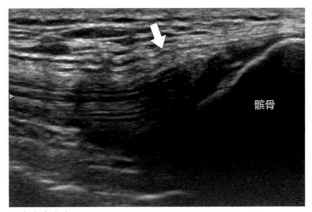

髌骨

a. 膝关节伸展位

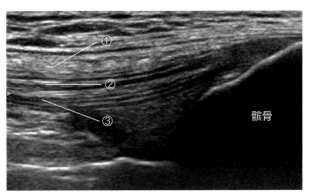

①②③

髌骨

b. 膝关节屈曲位

①股直肌止点处的肌腱组织；②股内、外侧肌止点处的肌腱组织；③股中间肌附着的肌腱组织

股四头肌腱的长轴切面

股四头肌腱表现为3层，呈纤维形态（白色箭头），容易受各向异性影响，在膝关节轻度屈曲位下更清晰

探头保持以股骨为中心，由近端向远端移动。

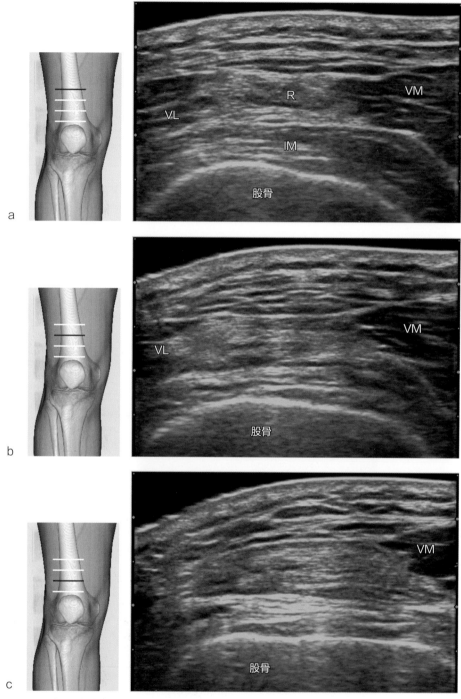

a

b

c

股四头肌的短轴切面

在近端可以观察到股四头肌的全部肌性结构（a）。探头慢慢向远端移动的过程中，股直肌（R）、
股中间肌（IM）、股外侧肌（VL）、股内侧肌（VM）等肌性结构会依次消失（b~d）

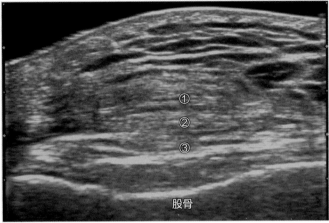

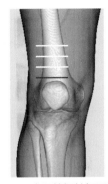

d

股四头肌的短轴切面（续）

肌性结构从视野中消失，由与肌腱止点的位置关系可以知道，股直肌腱向表层（①）走行，股内侧肌腱、股外侧肌腱向中间层（②）走行，股间肌腱向深层（③）走行

Q 股四头肌的病变有哪些超声表现？

健康的股四头肌腱呈线状高回声（纤维形态），股四头肌腱炎时可以观察到呈低回声的局部增大，肌腱断裂时可以观察到纤维形态消失以及血肿的无回声区域或低回声区域。

在主要传递来自股直肌力量的股四头肌腱表层很容易观察到异常情况。在主诉髌骨周围疼痛的运动员中多见，此部位多会伴有压痛。

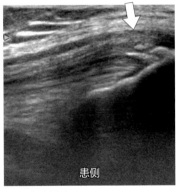
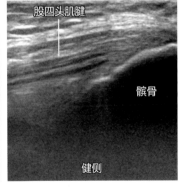

股四头肌腱炎

与健侧相比，股四头肌腱髌骨止点增大、呈低回声，纤维形态不清晰

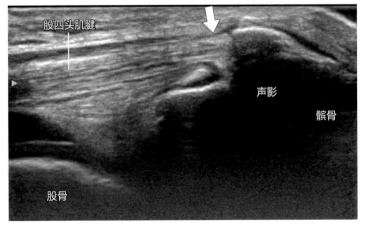

髌骨近端骨赘

骨赘出现在髌骨近端表层，向股四头肌腱表层延伸，超声下呈高回声，多伴有声影

229

髌股关节

Step1 观察髌骨

探头移动

膝关节伸展位下，探头置于髌骨上部，同长轴方向。

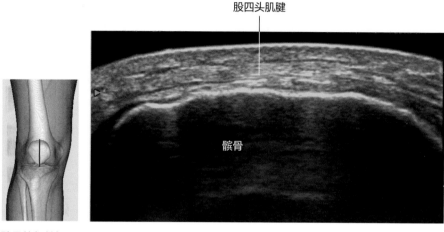

股四头肌腱

髌骨

髌骨的长轴切面

髌骨的表面呈连续的线状高回声。在髌骨表面可见厚度约为1 mm、呈纤维形态的股四头肌腱

Q 骨轮廓不连续提示了什么？

　　没有明显外伤和既往病史的情况下，髌骨上端（髌底）外侧的骨轮廓不连续可能是分裂髌骨，髌骨下端（髌尖）的骨轮廓不连续可能是生长性髌骨炎（Sinding Larsen Johansson 病）。

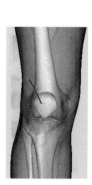

股外侧肌

髌骨

分裂髌骨的长轴切面

髌骨外上方可见骨轮廓不连续（白色箭头）

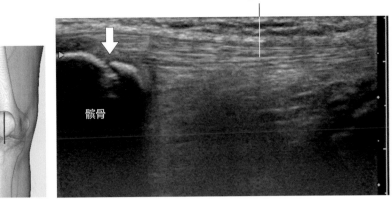

髌腱

髌骨

生长性髌骨炎（Sinding Larsen Johansson 病）的长轴切面
髌骨下端可见骨轮廓不连续（白色箭头）

Q 骨轮廓不连续处有压痛提示了什么？

在骨轮廓不连续处的表层可见股四头肌腱有显著肿胀时，有骨折的可能性，鉴别这一点非常重要。

主诉膝关节前面疼痛，在骨轮廓不连续处有压痛的病例，可使用彩色多普勒超声确认此部位附着的肌腱是否有血流增加的情况。

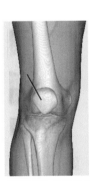
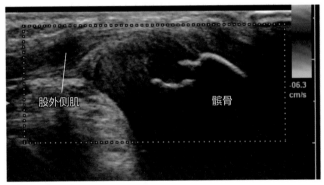

股外侧肌　　髌骨

-06.3 cm/s

分裂髌骨（彩色多普勒超声图像）
骨轮廓不连续处未见周围的肌腱血流增加

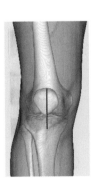
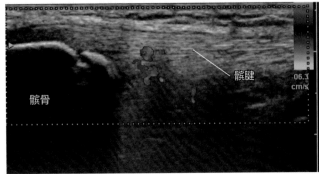

髌腱

髌骨

-06.3 cm/s

生长性髌骨炎（Sinding Larsen Johansson 病）
骨轮廓不连续处周围肌腱血流增加

观察髌骨骨折时，关键是找出骨轮廓不连续处以及呈低回声且增厚的股四头肌腱。

骨片的移位程度与股四头肌腱的断裂情况直接相关，是考虑手术的可靠依据。

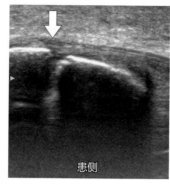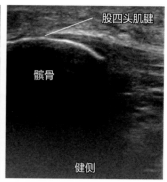

髌骨骨折的长轴切面

可见髌骨轮廓不连续（白色箭头）。与健侧相比，股四头肌腱虽然肿胀但仍保持连续性。皮下组织、皮肤出现肿胀，提示为直接外力导致的损伤

通常刚刚出生的婴儿在普通 X 线检查中不会观察到髌骨。先天性髌骨缺失、髌骨发育不良被称为指甲髌骨综合征（nail patella syndrome），触诊时能够明显触碰到髌骨。

髌骨会在 2～6 岁时从中心开始骨化，因而在这之前在普通 X 线检查中无法观察到，不过可以用超声检查确认骨化前的软骨。

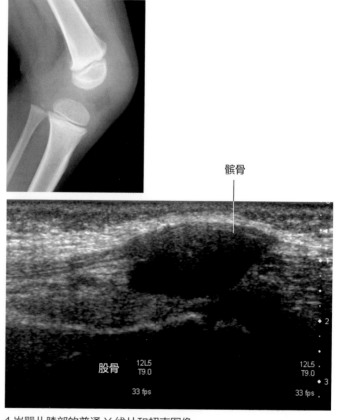

1 岁婴儿膝部的普通 X 线片和超声图像

Step2　观察髌股关节

探头移动

膝关节伸展位，探头置于髌骨内侧，同短轴方向。未持探头的手向内侧方向压出髌骨的轮廓。

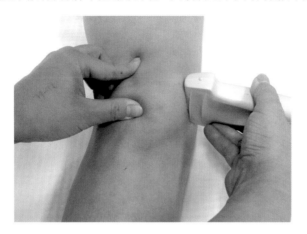

观察髌股关节

探头移动

移动探头使声束垂直于内侧髌股韧带。

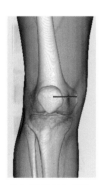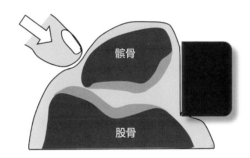

髌股关节的短轴切面

可以观察到髌骨内侧关节面（MF）、髌内侧滑膜皱襞（MPP），内侧髌股韧带（白色三角箭头）

233

髌骨脱位时，关键是观察内侧髌股韧带的连续性、厚度以及伴随脱位出现的髌骨内缘的撕裂骨折和股骨滑车外侧的剥离骨碎片。

普通 X 线检查无法观察到主要病变（内侧髌股韧带损伤）。MRI 检查可以直接评估内侧髌股韧带损伤，但需预约且花费较长时间。而超声检查的优势是可以马上观察病变。

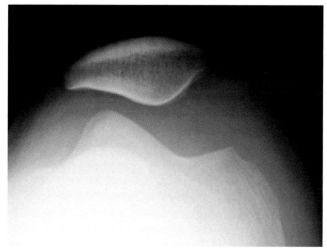

a. 普通 X 线轴位片（30° 屈曲位）

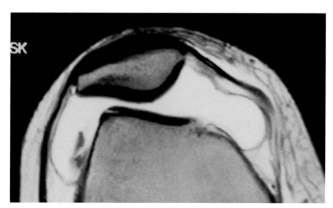

b. MRI 轴位图像

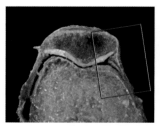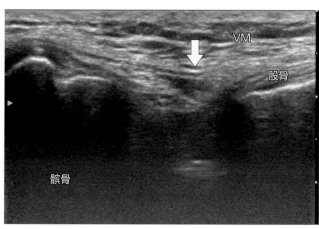

c. 内前侧扫查，短轴切面超声图像

可见呈纤维形态的内侧髌股韧带不连续（白色箭头）

VM—股内侧肌

习惯性髌骨脱位（右膝）

内侧髌股韧带

- 内侧髌股韧带是连接股骨内
  上髁与髌骨内缘的关节囊韧
  带，是防止髌骨外方脱位的
  制动结构，在髌骨外侧脱位
  时容易损伤。

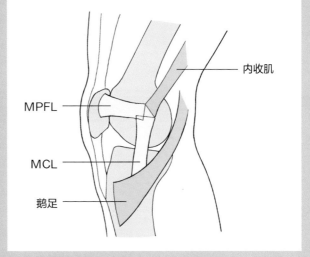

内侧髌股韧带（MPFL）

MCL—内侧副韧带

髌骨远端

Step1　观察髌腱

探头移动

膝关节轻度屈曲位下，探头置于髌骨远端，同长轴方向。

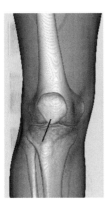 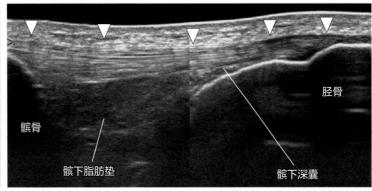

髌腱的长轴切面

呈纤维形态的髌腱（白色三角箭头）的深层有呈高回声的髌下脂肪垫，在两者之间的远侧，可见呈低回
声的髌下深囊

局部解剖

胫骨粗隆的发育

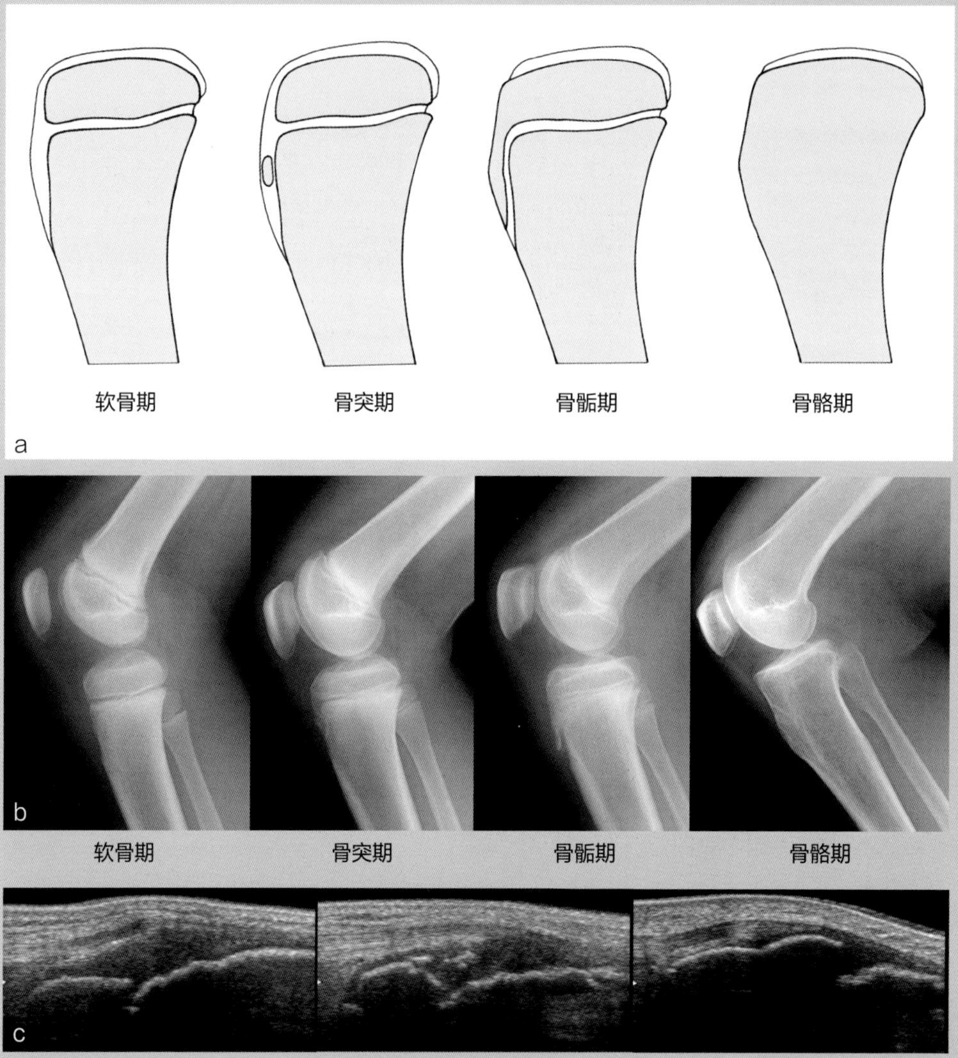
软骨期
骨突期
骨骺期
骨骼期
a
b
软骨期
骨突期
骨骺期
骨骼期
c

胫骨粗隆的发育

依次观察髌腱，胫骨粗隆，髌下深、浅囊，髌下脂肪垫，有时可见在近端的肌腱深层，髌腱的纤维形态不清晰，这就是髌腱炎。

疼痛严重时，多可见纤维形态消失的低回声区域血流增加。

约97%的局部增大出现在髌腱近端，约3%的出现在远端。整体增大出现在病程长的病例中，且经常出现断裂。

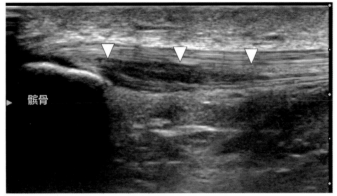

a. 长轴切面

在近端髌腱深层，纤维形态消失（白色三角箭头）

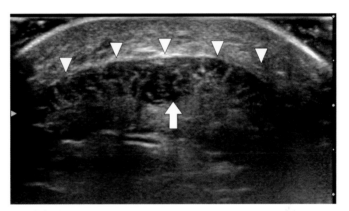

b. 短轴切面

髌腱（白色三角箭头）中央呈低回声（白色箭头）

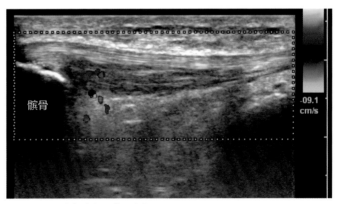

c. 长轴切面（多普勒超声图像）

可见纤维形态消失的低回声区域血流增加

髌腱炎

髌腱止点出现的骨轮廓不规则，在髌骨侧提示生长性髌骨炎（Sinding Larsen Johansson 病），在胫骨侧提示胫骨结节骨骺炎（Osgood–Schlatter 病）。

髌腱周围疼痛时，多可见髌下深囊炎，有时也伴有髌下脂肪垫炎。多普勒超声的血流评估对两种情况的诊断均有帮助。

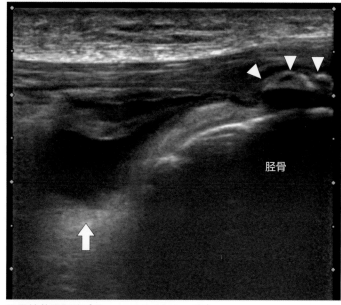

胫骨结节骨骺炎（Osgood-Schlatter 病）
可见髌腱附着的胫骨粗隆轮廓不规则（白色三角箭头），髌下深囊有呈低回声的液体（白色箭头）

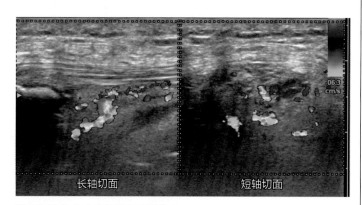

髌下脂肪垫炎（多普勒超声图像）
可见髌腱无异常，而髌下脂肪垫内血流增加

Step2 观察股骨负荷部

探头移动

膝关节最大屈曲位，探头置于髌骨内侧，同短轴方向。

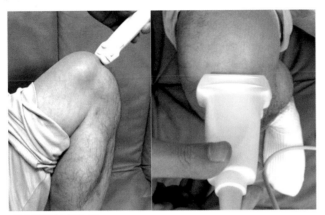

观察股骨关节软骨

探头移动

探头从前方向后方移动。

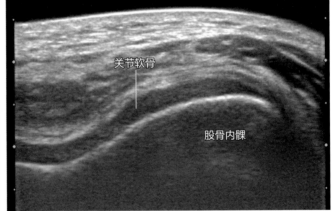

a. 股骨滑车

关节软骨

股骨内髁

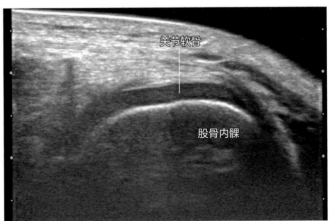

关节软骨

股骨内髁

b. 股骨内髁负荷部（前）

股骨关节软骨的短轴切面

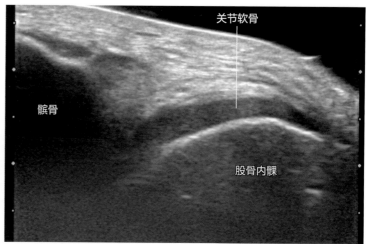

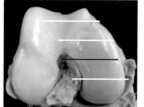

c. 股骨内髁负荷部（中）

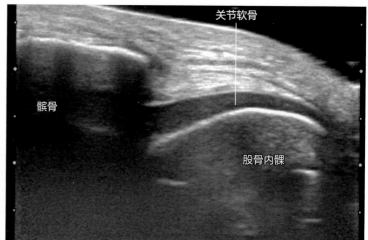

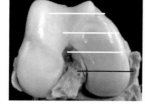

d. 股骨内髁负荷部（后）

股骨关节软骨的短轴切面（续）

探头移动

将探头旋转90°，扫查长轴切面。

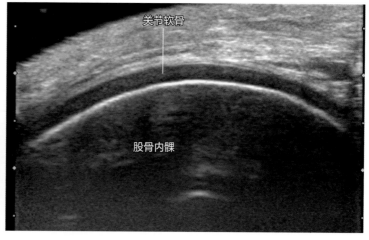

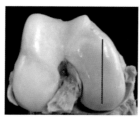

股骨关节软骨的长轴切面

Q 如何测量关节软骨的厚度?

声束垂直于关节软骨时,软骨表面可见线状高回声轮廓,可以根据这个部分测量软骨的厚度。

被骨遮挡的股骨外侧髁、胫骨关节软骨比较难以观察,可以从股骨滑车观察股骨内髁关节软骨。

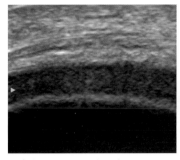 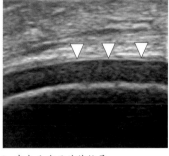

a. 声束不垂直于关节软骨　　　　b. 声束垂直于关节软骨

测量关节软骨的厚度(股骨内髁负荷部的长轴切面)

根据软骨下骨与软骨表面的辉线(白色三角箭头)之间的距离测量软骨的厚度

Q 变形性膝关节病的超声特征是什么?

变形性膝关节病的超声特征是股骨内踝负荷部软骨部分厚度变薄,软骨表面不鲜明。

软骨的厚度有年龄差异和个人差异,因而仅凭借厚度难以得出诊断。

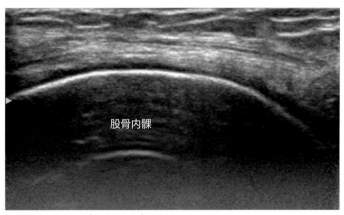

股骨内髁

变形性膝关节病(长轴切面)

关节软骨变薄,辉线消失

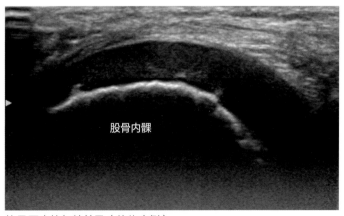

股骨内髁

软骨厚度的年龄差异(幼儿病例)

与成年人相比,关节软骨较厚

软骨下骨的轮廓不规则是变形性膝关节病、剥脱性骨软骨炎以及骨坏死等疾病的表现。

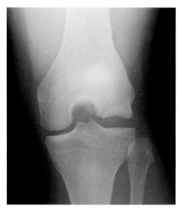

a. 普通 X 线片（膝关节屈曲位，正面）

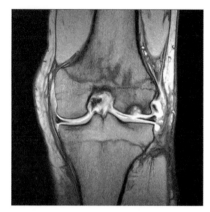

b. MRI 图像（T2 加权，冠状面）

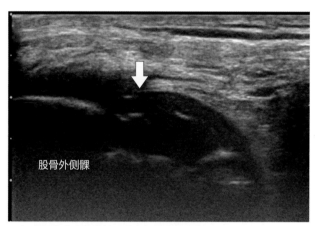

股骨外侧髁

c. 超声图像（股骨外侧髁前方，长轴切面）

不仅可见骨轮廓不规则，还可见关节软骨有落差（白色箭头）

软骨下骨的轮廓不规则（股骨剥脱性骨软骨炎）

Q 如何观察股骨滑车？

　　股骨滑车可以用双画面模式拼接出整体图像进行评估。

　　习惯性髌骨脱位有时是在滑车发育不良的基础上出现的。骨性滑车发育不良、滑车软骨发育不良均可以用超声直接评估。

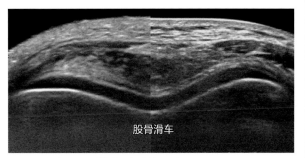

股骨滑车（双画面模式，短轴切面）

Step3　观察前交叉韧带

【探头移动】

膝关节最大屈曲位，探头置于髌骨外侧，同长轴方向，扫查右膝时将探头向逆时针方向旋转 30°。

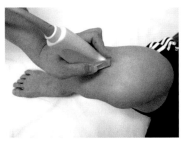

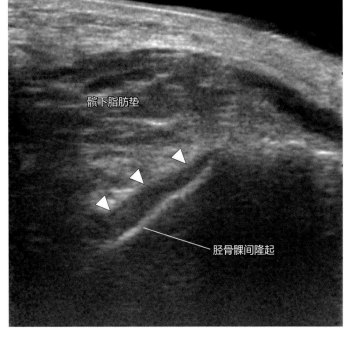

观察前交叉韧带（长轴切面）

在呈纤维形态的髌腱深层，有呈高回声的髌下脂肪垫。两者之间的远侧有呈低回声的髌下深囊。在呈高回声的脂肪垫后方，可见呈带状低回声的前交叉韧带（白色三角箭头）

Q 前交叉韧带的股骨侧止点比较难以观察到，该怎么办？

　　可以观察到前交叉韧带的胫骨侧止点，断裂频率较高的股骨侧止点被骨遮挡，难以观察到，因此使用 MRI 观察前交叉韧带效果更好。

内侧扫查

内侧扫查主要可以在长轴切面观察内侧副韧带、内侧半月板、鹅足。

检查体位

体位：膝关节 30° 屈曲位，坐位或仰卧位下外旋髋关节观察，或者侧卧位观察。

探头移动

施加外翻力的方法：患者坐位或仰卧位，小腿从床缘垂下，医生用腋部夹住患者的小腿，未持探头的手从外侧压住患者的膝部；或者，患者侧卧位，膝下放置支撑物，医生用未持探头的手从外侧压住患者的小腿。

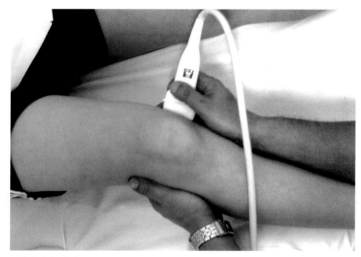

a. 坐位或仰卧位

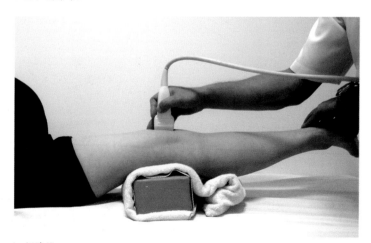

b. 侧卧位

施加外翻力的方法

检查顺序

Step1　观察内侧副韧带

探头移动

膝关节伸展位，探头置于膝关节内侧，同长轴方向。

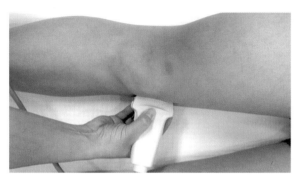

观察内侧副韧带

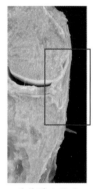
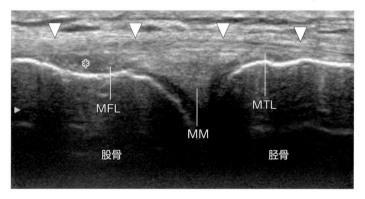

a. 关节裂隙平面

内侧副韧带分为2层（浅层、深层）。浅层纤维呈纤维形态（白色三角箭头）。深层纤维在与内侧半月板连续的股骨侧为板股韧带（MFL），在胫骨侧为板胫韧带（MTL）。深层纤维的股骨止点位于关节裂隙近端约1 cm处的凹陷（＊），此处是描记内侧副韧带的骨性标识。内侧半月板（MM）呈三角形高回声，夹住内侧半月板的低回声结构为关节软骨

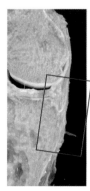
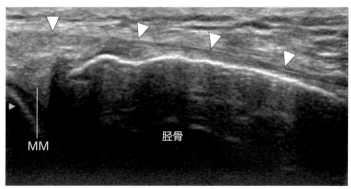

b. 胫骨近端平面

胫骨表面呈纤维形态的为内侧副韧带浅层纤维（白色三角箭头）

内侧副韧带的长轴切面

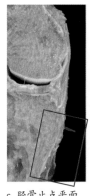
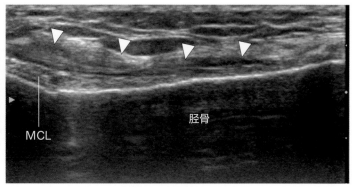

c. 胫骨止点平面

内侧副韧带（MCL）浅层纤维走行至关节裂隙远端约 7 cm 处，广泛附着于胫骨内侧。其表面被回声强度略低的鹅足覆盖（白色三角箭头）

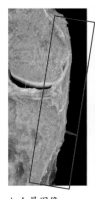
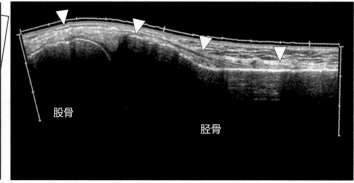

d. 全景图像

内侧副韧带（白色三角箭头）的长度约为 9 cm，全长被描记出

内侧副韧带的长轴切面（续）

Q 内侧副韧带损伤有什么超声表现？

膝关节韧带损伤中，内侧副韧带损伤的发生率最高。损伤的内侧副韧带纤维形态不清晰，整体肿胀，呈低回声。

韧带肿胀可以通过与韧带宽度的正常值（在股骨内上髁凹陷处为 3.6 mm ± 0.5 mm，在胫骨屈曲点为 2.3 mm ± 0.3 mm）或与健侧相比较进行判断。

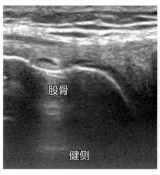
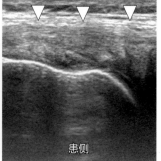

内侧副韧带损伤的长轴切面

与健侧相比，患侧内侧副韧带（白色三角箭头）显著增大

Q 陈旧性内侧副韧带损伤出现骨化，是什么病变？

在陈旧性内侧副韧带损伤中，韧带内部出现声影的情况称为膝关节内侧副韧带钙化症（Pellegrini-Stieda lesion）。

在内侧副韧带损伤中，除了外翻力引起的关节裂隙增大，还可以动态观察到半月板被向关节内拉引以及韧带松弛等情况。

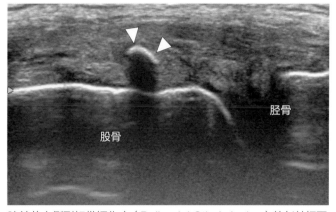

膝关节内侧副韧带钙化症（Pellegrini-Stieda lesion）的长轴切面
可见增大的韧带内部有伴声影的骨化病变（白色三角箭头）

Step2　观察内侧半月板

[探头移动]

膝关节伸展位下，探头置于膝关节内侧，同长轴方向。

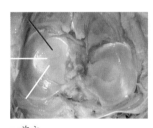

a. 前方

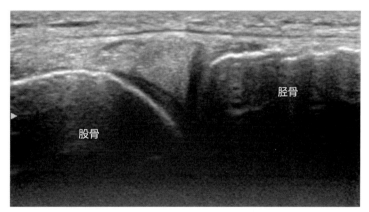

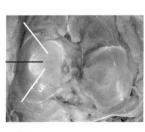

b. 中央

内侧半月板

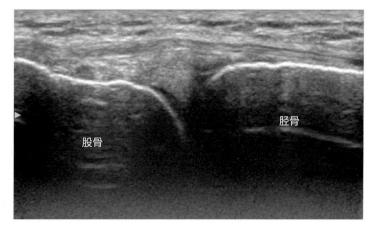

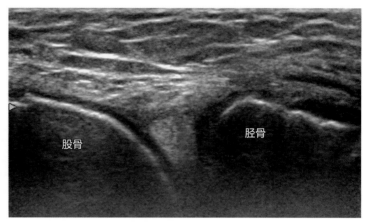

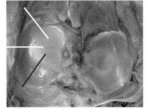

c. 后方

内侧半月板（续）

Q 如何观察内侧半月板撕裂？

内侧半月板从中央到后方与内侧副韧带的深层纤维连接，两者合为一体，呈三角形高回声。半月板撕裂时可以观察到该三角形高回声结构内出现线状低回声区域。

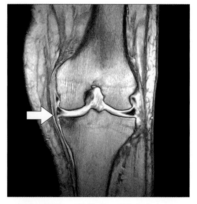

a. MRI 图像，冠状面，T2 加权
可看到内侧半月板上有呈高回声的水平撕裂（箭头）

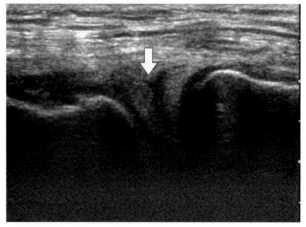

b. 超声图像
内侧半月板上可见呈线状低回声的水平撕裂（白色箭头）

半月板撕裂

Q 如何观察半月板囊肿?

半月板囊肿位于内侧副韧带浅层和深层,呈低回声,多伴随水平撕裂。

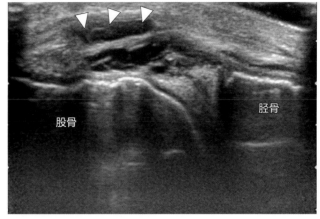

半月板囊肿

可见与半月板水平撕裂相连的呈低回声的囊肿(白色三角箭头),囊肿夹着内侧副韧带浅层纤维并向周围扩大

Q 半月板桶柄状撕裂或半月板切除术后有什么超声表现?

半月板桶柄状撕裂或半月板切除术后,超声检查可见三角形顶点侧有缺损。

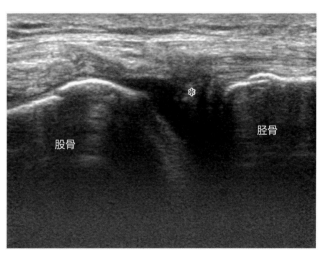

半月板切除术后

可见呈三角形高回声的半月板有缺损,切除边缘部分可见(*)

半月板内侧半脱位是变形性膝关节病的典型表现，半脱位的半月板周围有骨赘。

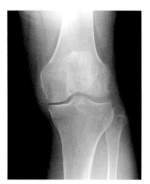

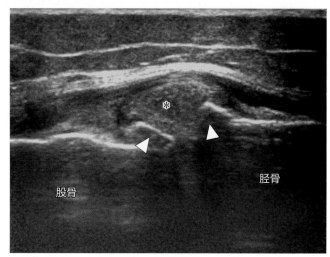

a.普通X线正位片

b.超声图像
半月板内侧半脱位（＊），可见骨赘（白色三角箭头）

变形性膝关节病

Step3　观察鹅足

探头移动

探头置于膝关节内后侧，同短轴方向。

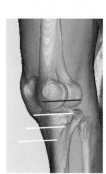

a.股骨内髁平面
可见缝匠肌（S）的肌腹正下方有股薄肌腱（G）走行，半腱肌（ST）在皮下偏中央位置

鹅足的短轴切面

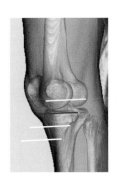
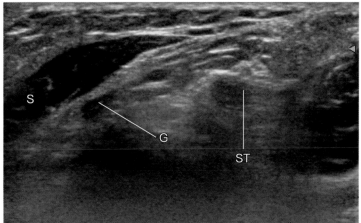

b. 关节裂隙平面

可见缝匠肌（S）的肌腹正下方有股薄肌腱（G）走行，在深部偏中央位置为半腱肌（ST）

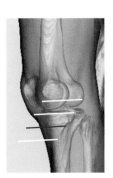
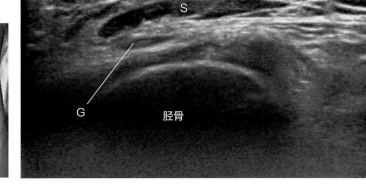

c. 胫骨近端平面

可见缝匠肌（S）的肌腹正下方有股薄肌腱（G）

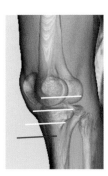
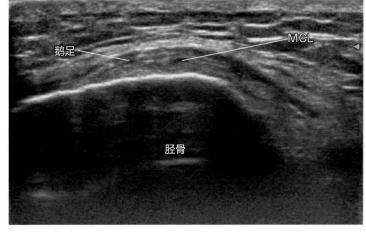

d. 胫骨止点平面

单独识别缝匠肌（S）、股薄肌腱（G）、半腱肌（ST）比较困难，内侧副韧带（MCL）上可见三者形成的鹅足肌群

鹅足的短轴切面（续）

探头旋转 90°，方向同鹅足走行方向。

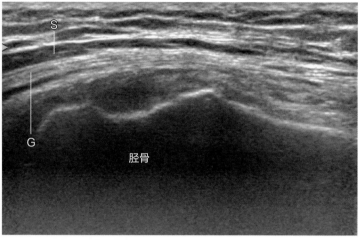

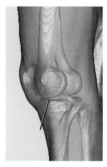

鹅足的长轴切面

缝匠肌（S）的肌腹正下方有股薄肌腱（G）走行

Q 患者主诉鹅足部位疼痛，需要注意什么？

主诉鹅足部位疼痛时常见变形性膝关节病，有时可见鹅足增大、囊肿。

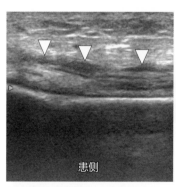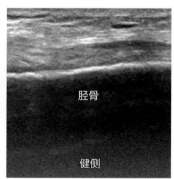

鹅足炎的长轴切面

与健侧相比，患侧的鹅足增厚（白色三角箭头）

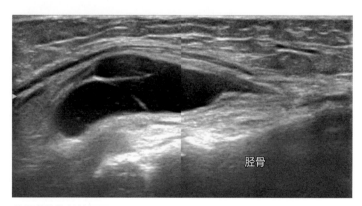

鹅足囊肿的长轴切面

在鹅足与内侧副韧带之间可见呈低回声的囊肿

外侧扫查

外侧扫查主要可观察外侧副韧带、外侧半月板、股二头肌腱、腘肌、髂胫束（长轴切面）。

检查体位

体位：有坐位与侧卧位两种观察方法。

探头移动

施加内翻力的方法：患者坐位，小腿从床缘垂下，医生用腋部夹住患者的小腿，未持探头的手从内侧按压膝部；或者，患者侧卧位，膝下放置支撑物提供内翻力。

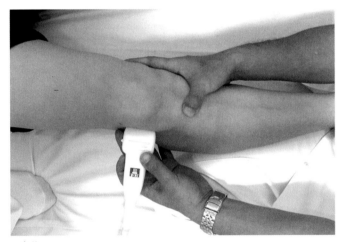

a. 坐位

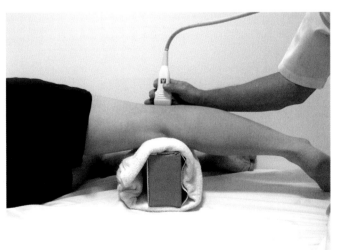

b. 侧卧位

施加内翻力的方法

检查顺序

Step1　观察外侧副韧带

探头移动

患者坐位，探头置于膝关节外侧，同长轴方向。

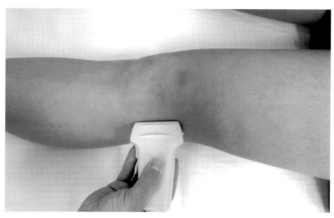

观察外侧副韧带

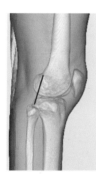

a. 普通图像

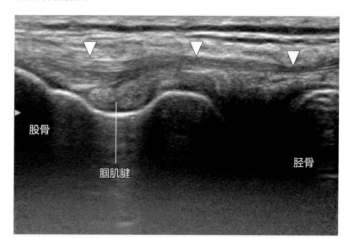
股骨　　腘肌腱　　胫骨

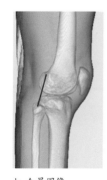

b. 全景图像

外侧副韧带的长轴切面

外上髁下方的外侧副韧带（白色三角箭头）的正下方有肌间沟（popliteal groove）及腘肌腱走行

Step2　观察股二头肌腱

探头移动

以腓骨头为中心，探头近端向后方旋转。

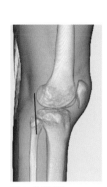
股二头肌腱

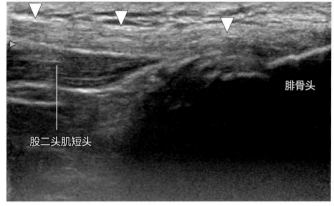
腓骨头

股二头肌短头

股二头肌腱（白色三角箭头）附着于腓骨头，肌腱下方的肌性部分为股二头肌短头

Step3　观察髂胫束

探头移动

探头置于 Gerdy 结节，同长轴方向。

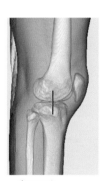
a. 普通图像

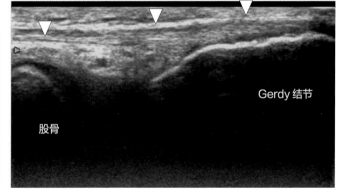
股骨

Gerdy 结节

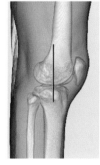
b. 全景图像

股骨外上髁

Gerdy 结节

髂胫束

附着在 Gerdy 结节上方的髂胫束（白色三角箭头）走行在股骨外上髁正上方

Step4　观察外侧半月板

探头移动

探头置于关节裂隙，同长轴方向，从前方向后方移动探头进行观察。

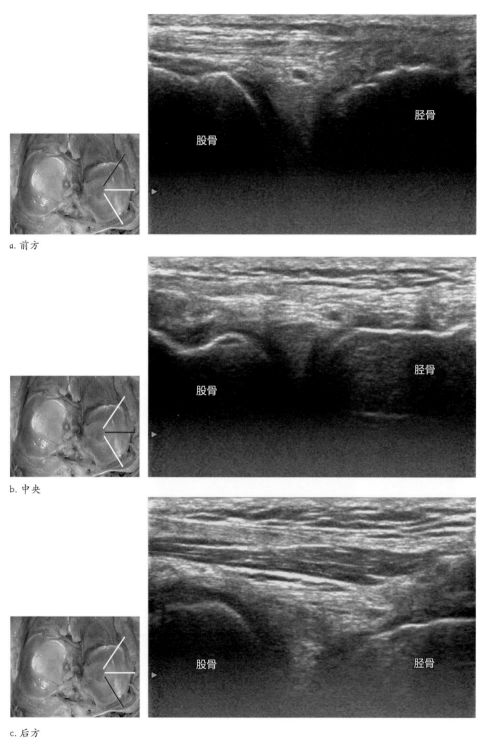

a. 前方

股骨　胫骨

b. 中央

股骨　胫骨

c. 后方

股骨　胫骨

外侧半月板

半月板呈三角形高回声，骨与半月板之间的低回声结构为关节软骨

Q 如何观察外侧副韧带损伤?

外侧副韧带在膝关节伸展位下松弛并呈低回声。撕裂的外侧副韧带整体增大，纤维形态不清晰。

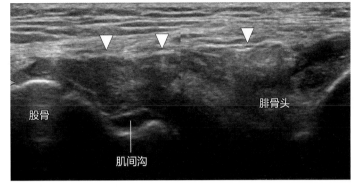

外侧副韧带损伤
外侧副韧带的撕裂端并不清晰，但整体增大且纤维形态不清晰。外侧副韧带用白色三角箭头标示

Q 如何观察腓总神经损伤?

观察走行在股二头肌内侧的腓总神经是否连续、是否肿大，以及周围组织是否出现损伤。

膝关节过伸、内翻造成的损伤经常合并腓总神经麻痹。

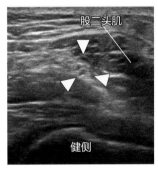
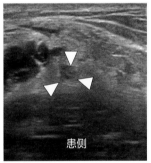

a. 短轴切面
腓总神经（白色三角箭头）走行在股二头肌内侧，患侧的腓总神经由于神经周围血肿而呈高回声

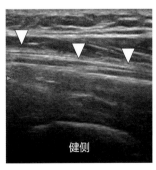
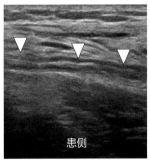

b. 长轴切面
腓总神经（白色三角箭头）的神经纤维束呈低回声，神经束膜呈高回声，两者均呈直线走行。患侧的腓总神经虽然连续，但神经束膜增厚并呈蜿蜒走行

腓总神经损伤

如何观察髂胫束炎？

在跑步等膝关节反复屈伸的运动中，髂胫束越过股骨外上髁时出现疼痛，此时要特别注意髂胫束在外上髁附近的低回声区域。

髂胫束炎多是运动员膝关节外侧疼痛的原因。

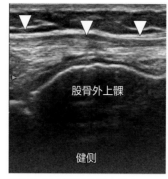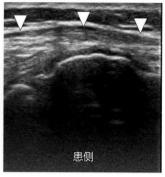

股骨外上髁

健侧　　　　患侧

髂胫束炎（髂胫束综合征）

在健侧，可见髂胫束（白色三角箭头）呈纤维形态，在患侧，股骨外上髁正上方增大，可见低回声区域

Q **外侧半月板的超声特点是什么？**

外侧半月板是典型的圆盘形半月板，其特征是超声下呈高回声、三角形区域的高度增大。

观察外侧半月板的方法与观察内侧半月板一样：从前方向后方观察。

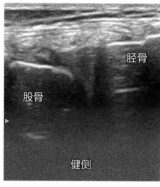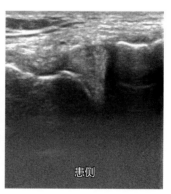

股骨　　胫骨

健侧　　　　患侧

a. 长轴切面

外侧半月板超声下呈高回声、较高的三角形

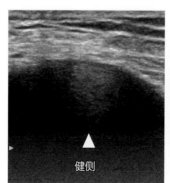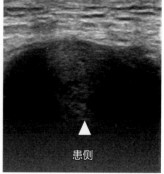

健侧　　　　患侧

b. 短轴切面

半月板的前端（白色三角箭头）呈高回声，患侧的比健侧的更长

外侧半月板

258

后方（腘窝）扫查

后方（腘窝）扫查主要可以观察腘窝囊肿、后交叉韧带、豌豆骨、神经血管束（长轴切面）。

由于观察对象位于深部，有时无法清晰描记，此时可换用低频线阵探头。

检查体位

体位：主要在俯卧位下观察。

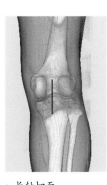

检查体位

检查顺序

Step1　观察腘窝囊肿（Baker 囊肿）

探头移动

探头置于膝关节后方正中，同长轴方向。

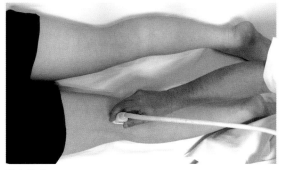

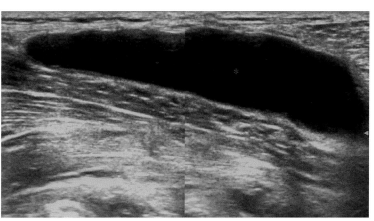

a. 长轴切面

腘窝囊肿（＊）边界清晰，呈低回声

腘窝囊肿（1）

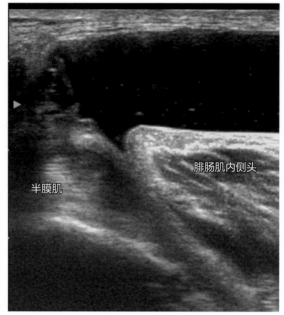

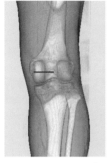

半膜肌

腓肠肌内侧头

b. 短轴切面

腘窝囊肿（＊）边界清晰，呈低回声

腘窝囊肿（1）（续）

Q 腘窝囊肿有什么超声特点？

腘窝囊肿可以分为3部分：皮下囊肿部、腓肠肌内侧头与半膜肌之间的细长颈部、与关节腔相通的基部。

关节腔与腘窝囊肿之间的滑膜液是单向流动的，可以观察到囊肿颈部在膝关节伸展位时闭合，在膝关节屈曲位时打开。

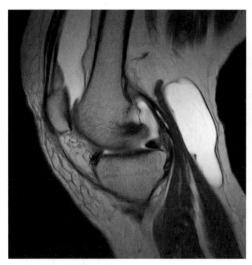

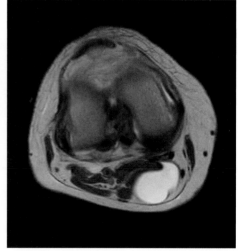

a. MRI 矢状位图像，T2 加权

b. MRI 轴位图像，T2 加权

腘窝囊肿（2）

260

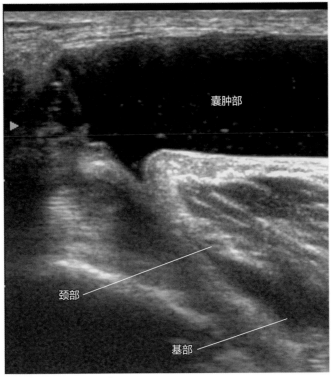

c. 超声图像（短轴切面）

胭窝囊肿（2）（续）

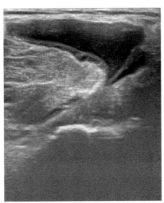

a. 膝关节伸展位

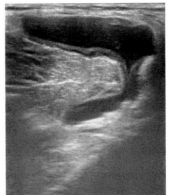

b. 膝关节屈曲位

胭窝囊肿的短轴切面

腘窝出现的肿瘤性病变大多是腘窝囊肿,在半膜肌腱与腓肠肌内侧头之间是否存在颈部,是腘窝囊肿与其他肿瘤性病变的鉴别关键。

非炎性原因(变形性关节病、半月板损伤、关节内游离体等)导致的腘窝囊肿,内部大多呈无回声。

炎性原因(类风湿关节炎)导致的类风湿性腘窝囊肿(Rheumatoid Baker's cyst),由于有滑膜增生和游离体而呈现高回声与低回声混杂的图像。

一般腘窝囊肿的囊液为果冻状,可以被穿刺、吸引。类风湿性腘窝囊肿由于存在增生滑膜而无法被穿刺和吸引。

腘窝出现的肿瘤性病变有动脉瘤、静脉瘤、神经鞘瘤等。

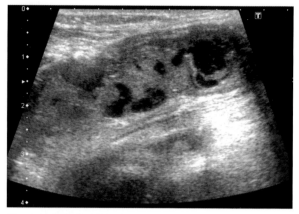

类风湿性腘窝囊肿的长轴切面
水肿呈低回声,增生滑膜呈高回声

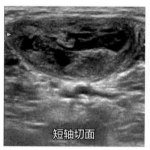
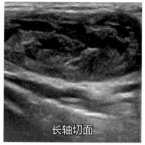

| 短轴切面 | 长轴切面 |

腘窝软组织肿瘤
腘窝软组织肿瘤没有位于半膜肌腱与腓肠肌内侧头之间的颈部,那是腘窝囊肿的特征

Q 腘窝囊肿破裂后有什么表现?

腘窝囊肿破裂后,渗漏到皮下的囊液呈低回声,或像淋巴水肿的脂肪一样呈网状。

囊液渗漏到皮下以及腓肠肌与比目鱼肌之间,会导致腘窝到小腿浮肿疼痛。囊液的刺激会导致皮下脂肪、肌组织出现急性继发性炎症,即假性血栓性静脉炎。常出现在人工膝关节置换术后,将之与术后并发症的血栓性静脉炎、感染相鉴别非常重要。

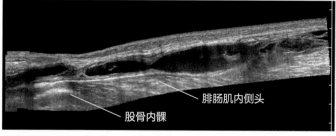

腓肠肌内侧头

股骨内髁

破裂的腘窝囊肿(长轴,全景图像)
呈低回声的腘窝囊肿破裂后,囊液向皮下渗漏

Step2 观察后交叉韧带

探头移动

探头置于腘窝后方，同长轴方向，扫查右膝时探头向逆时针方向旋转 30°，扫查左膝时探头向顺时针方向旋转 30°。

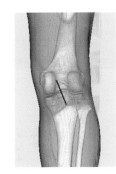

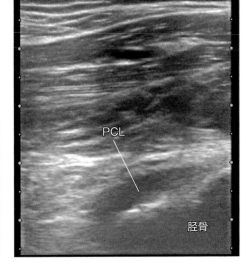

后交叉韧带的长轴切面

后交叉韧带（PCL）位于胫骨后上方，呈低回声，由于股骨侧的观察范围有限，使用 MRI 进行整体评估效果更好

Q **观察后交叉韧带有哪些要点？**

观察是否有代表后交叉韧带的带状低回声区域，以及胫骨止点处的骨轮廓是否连续。

Step3 观察豌豆骨

探头移动

探头置于膝关节后方稍外侧，同长轴方向。

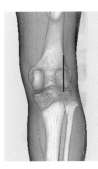

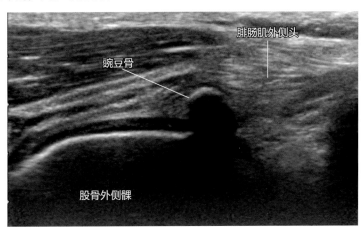

骨性豌豆骨

豌豆骨为腓肠肌外侧头的籽骨，呈伴有声影的线状高回声

骨性豌豆骨呈伴有声影的线状高回声，软骨性豌豆骨呈椭圆形的低回声。

膝关节外后侧的疼痛原因，可能是豌豆骨的骨折或者股骨侧关节面的变形性关节病变化。

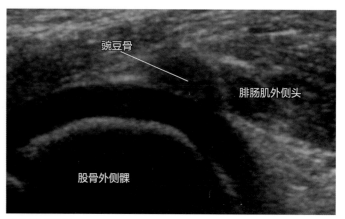

软骨性豌豆骨

软骨性豌豆骨呈椭圆形低回声

Step4 观察神经血管束

探头移动

探头置于腘窝后方，同短轴方向。

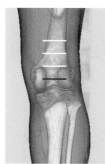

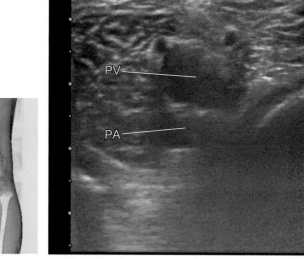

a. 腘窝（髁间窝）平面

腘窝神经血管束的短轴切面

在短轴切面可以观察到跳动的腘动脉（PA），其外上方是腘静脉（PV），腘静脉的外上方是胫神经（TN）（a、b）

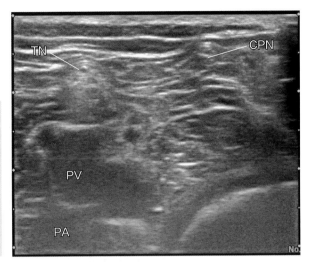

b. 腘窝（髁间窝近端）平面

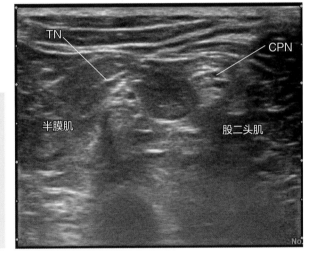

c. 坐骨神经分叉处平面

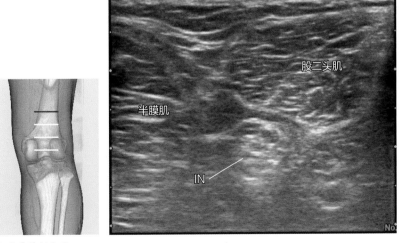

d. 坐骨神经平面

腘窝神经血管束的短轴切面（续）

向近端继续观察胫神经（TN），可见腓总神经（CPN）以及胫神经与腓总神经合并后的坐骨神经（IN）（b～d）

将探头旋转 90°，观察长轴切面。

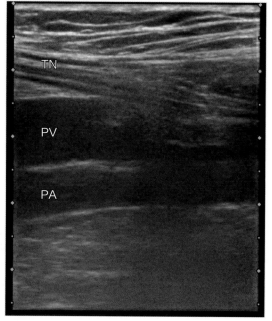

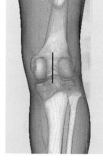

腘窝神经血管束（长轴切面）

可观察到跳动的腘动脉（PA），其上方是腘静脉（PV），腘静脉的上方是胫神经（TN）

Q 观察神经血管束时有哪些要点？

要点是观察神经的连续性、周围是否有压迫性病变（如腘动脉瘤、静脉血栓等）。

参考文献

[1] Kawashima T, et al: Anatomical study of the fabella, fabellar complex and its clinical implications. Surgical and Radiologic Anatomy, 29: 611–616, 2007.

前方扫查

滑膜皱襞

■ 向膝关节囊内延伸的膜状皱襞称为滑膜皱襞。髌上滑膜皱襞（suprapatellar plica）、髌下滑膜皱襞（infrapatellar plica）被认为是在胚胎期将膝关节腔分为3个腔室的隔膜组织的残留，存在于90%的人。髌内侧滑膜皱襞（medial patellar plica）、髌外侧滑膜皱襞（lateral patellar plica）在胚胎期的功能尚不明确，目前已知的是约70%的人有髌内侧滑膜皱襞，仅约10%的人有髌外侧滑膜皱襞。

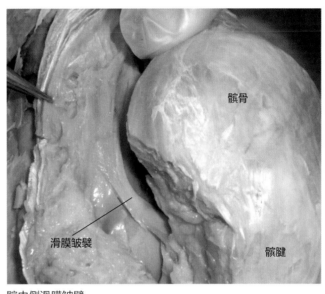

髌内侧滑膜皱襞

髌内侧滑膜皱襞经过髌股关节中间，向髌下脂肪垫延伸

股四头肌腱

■ 股四头肌腱在其髌骨止点偏近端呈3层结构。表层是股直肌、中间层是股内侧肌、股外侧肌，深层是股中间肌。

■ 在髌骨止点附近，肌腱纤维的走行容易变化，也容易受各向异性的影响。在短轴切面从近端向远端观察有助于理解肌与肌腱的位置关系。

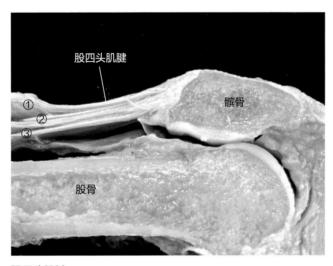

股四头肌腱

股四头肌腱共有3层结构：传递来自股直肌力量的浅层（①），传递来自股内侧肌、股外侧肌力量的中间层（②），传递来自股中间肌力量的深层（③）

髌股关节

- 髌骨是在股骨滑车上移动的股四头肌的籽骨，被髌内侧支持带、髌外侧支持带固定在膝关节中央。

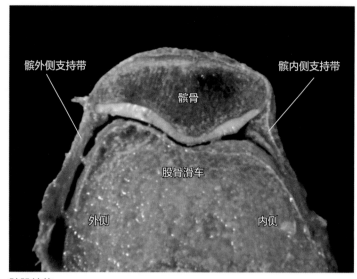

髌股关节

髌腱

- 髌腱连接髌骨下端与胫骨粗隆，也称为髌韧带。但是，在解剖学中由于髌骨是股四头肌的籽骨，所以称为髌腱更准确。
- 髌腱附着的胫骨粗隆在青春期会出现特别的形态变化，对评估膝关节发育度非常有用。

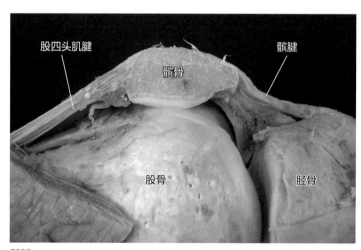

髌腱

内侧副韧带

- 内侧副韧带又称为胫侧副韧带（tibial collateral ligament），始于股骨内上髁，止于胫骨，长约9 cm。有2层结构（浅层和深层），2层之间有含神经血管束的疏松结缔组织。

- 深层纤维与内侧半月板合为一体后继续延伸，股骨侧为板股韧带，胫骨侧为板胫韧带。浅层纤维从关节囊延伸到远端约7 cm处，广泛附着在胫骨内侧。浅层纤维的远端被鹅足覆盖。

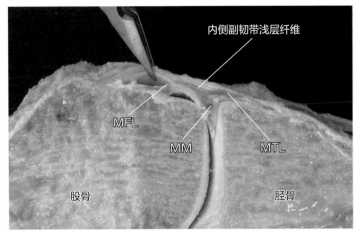

内侧副韧带

MFL—板股韧带；MM—内侧半月板；MTL—板胫韧带

半月板

- 半月板从上方看，内侧呈大写的"C"形，外侧呈小写的"o"形。介于股骨与胫骨之间，使软骨面之间更加协调，使压力平均分布。

- 半月板前后移动协助膝关节屈曲和伸展。与内侧副韧带紧密连接的内侧半月板前后移动范围仅有6 mm，而未与外侧副韧带连接的外侧半月板的前后移动范围可达到前者的2倍（约12 mm）。

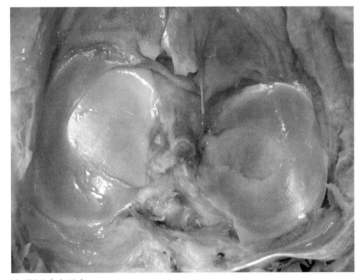

半月板（右膝）

鹅足

- 胫骨近端内侧前方附着的缝匠肌、股薄肌、半腱肌的共同肌腱称为鹅足。

- 鹅足覆盖内侧副韧带的胫骨止点，其远端从表层向内依次被缝匠肌腱、股薄肌腱、半腱肌腱广泛附着。鹅足与内侧副韧带之间有滑液囊。

- 缝匠肌的止点大部分为肌性，而股薄肌、半腱肌有较长的腱性部分。强制弯曲膝关节可触及膝关节内后方的2根栅栏状结构。近膝关节中心的是半腱肌腱，其外侧是股薄肌腱。继续向近端观察可见股薄肌向股内侧走行，半腱肌向股后方走行。

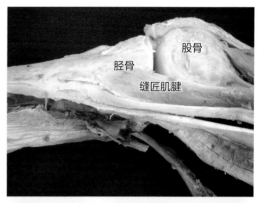

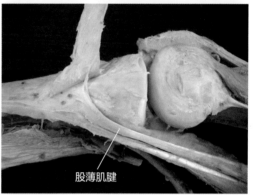

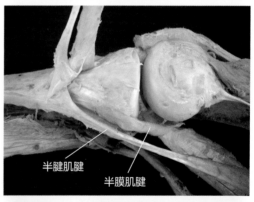

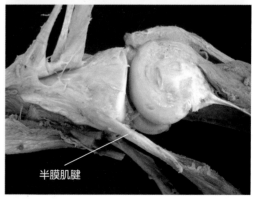

鹅足（右膝）

鹅足可从表层开始分离为缝匠肌腱、股薄肌腱、半腱肌腱

外侧扫查

膝关节后外侧支持结构

- 膝关节后外侧支持结构分为3层：表层是大腿阔筋膜、髂胫束、股二头肌腱；中间层是髌外支持带、外侧髌股韧带；深层是关节囊、腘弓状韧带、腘斜韧带、豆腓韧带、腘肌腱以及外侧副韧带。
- 膝关节过度伸展或外翻力损伤时，由于小腿外侧向后方移位，膝关节后外侧旋转不稳定。

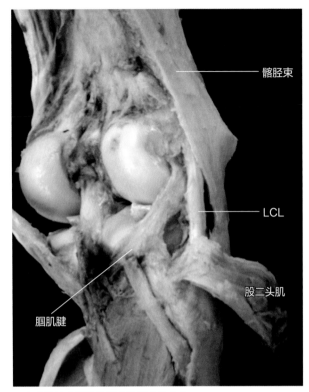

髂胫束

LCL

股二头肌

腘肌腱

a. 从后外侧观察膝关节后外侧支持结构

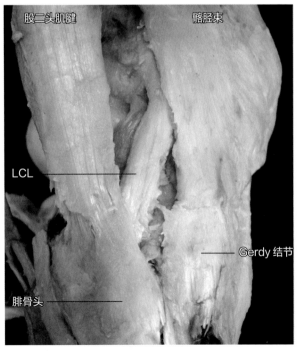

股二头肌腱

髂胫束

LCL

Gerdy 结节

腓骨头

b. 从外侧观察膝关节后外侧支持结构

后外侧支持结构（PLC）

LCL—外侧副韧带

外侧副韧带

- 外侧副韧带是圆筒状韧带，连接股骨外上髁与腓骨头，粗约 5 mm，从外上髁向斜后方走行。
- 与内侧副韧带不同，外侧副韧带与外侧半月板的连接并不紧密。
- 在触诊出股骨外上髁与腓骨头后，探头触及其正上方扫描，可描记外侧副韧带。

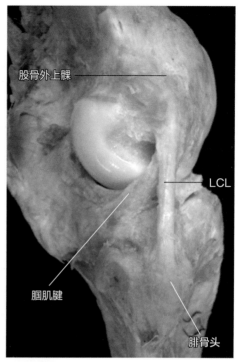

股骨外上髁

LCL

腘肌腱

腓骨头

外侧副韧带

髂胫束

- 大腿阔筋膜外部增厚处为髂胫束。髂胫束的近端与阔筋膜张肌、臀大肌分别相连，髂胫束的远端附着于 Gerdy 结节。
- 髂胫束的部分纤维走行至髌骨，支持髌骨的稳定。
- 在外上髁的正上方容易发现髂胫束的病变。

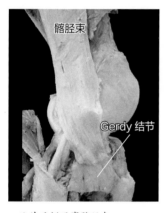

髂胫束

Gerdy 结节

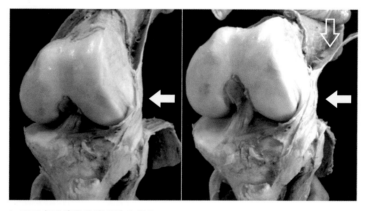

a. 从外后侧观察髂胫束

b. 髂胫束随着膝关节屈伸而移动

　髂胫束（白色箭头）在膝关节屈曲时越过股骨外上髁的隆起处

髂胫束（ITT）

后方扫查

豌豆骨

- 豌豆骨为籽骨，位于腓肠肌外侧头与股骨外侧髁关节面的接触部。
- 普通 X 线检查，约 1/3 的人可见骨性豌豆骨，超声下约 1/3 的人可见软骨性豌豆骨，没有豌豆骨的人约占 1/3。
- 豌豆骨还是豆腓韧带、腘弓状韧带的止点，并作为外侧支持结构的一部分发挥作用。

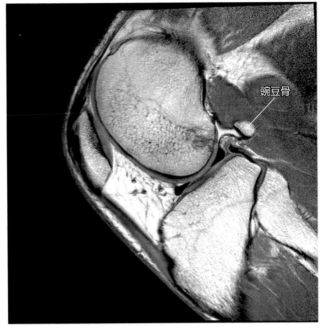

a. MRI 图像（矢状面）

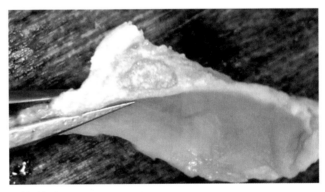

b. 解剖标本

豌豆骨（fabella）

坐骨神经、胫神经、腓总神经

- 坐骨神经在半膜肌与股二头肌之间下降，在腘窝分叉为胫神经与腓总神经。
- 胫神经比腓总神经的直径大，与坐骨神经的走行方向一致，向远端呈直线走行。
- 腓总神经在外侧出现分支，从腓骨头后方向外侧绕行。
- 观察神经时，要特别留意神经与周边肌肉的位置关系。

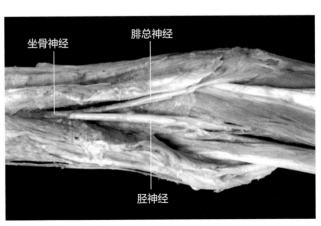

坐骨神经、胫神经、腓总神经

第八章

超声诊断下肢
髋关节·大腿

髋关节、大腿的超声检查，可从前方、内侧、外侧、后方4个方向以周围肌群为中心观察。

前方

①髋关节
- 髋臼
- 股骨头、股骨颈
- 髋臼唇
- 髂胫束

②髂腰肌、神经血管束
- 髂腰肌、腹股沟韧带
- 股静脉、股动脉、股神经

③髂前下棘
- 股直肌

④髂前上棘
- 缝匠肌
- 阔筋膜张肌

⑤股四头肌
- 股直肌
- 股内侧肌
- 股外侧肌
- 股中间肌

内侧

①浅层
- 长收肌
- 股薄肌

②中间层
- 短收肌

③深层
- 大收肌

④收肌管
- 肌性收肌管（缝匠肌、长收肌、股内侧肌）
- 腱性收肌管
- 收肌腱裂孔（大收肌）

外侧

①浅层
- 臀大肌
- 阔筋膜张肌
- 髂胫束

②深层
- 臀中肌
- 臀小肌
- 大转子

后方

①浅层
- 臀大肌

②深层
- 梨状肌
- 上孖肌
- 闭孔内肌
- 下孖肌
- 股方肌
- 坐骨神经

③坐骨结节
- 半膜肌
- 半腱肌
- 股二头肌长头

基础知识

- 髋关节是由髋臼与股骨头构成的球窝关节，与肩关节一样属于多轴关节（下图a）。

- 髋臼由髂骨、坐骨、耻骨构成，覆盖股骨头约40%。髂骨约占髋臼整体的2/5、坐骨约占2/5、耻骨约占1/5（下图b）。

- 髋臼边缘有髋臼唇，髋臼唇外层被关节囊与韧带（髂股韧带、耻股韧带、坐股韧带）包裹（下图c）。

- 髂股韧带连接髂前下棘到髋臼上缘、大转子到转子间线，是加强前方关节囊的坚韧韧带。

- 髋关节前方与外侧的重要结构位置较浅，而内侧与后方的重要结构位置较深，比较难观察。

- 臀小肌始于髂骨翼尾侧1/3处，臀中肌始于髂骨翼头侧2/3处。臀小肌、臀中肌均附着于大转子，属于强大的髋关节外旋肌群（下图d）。臀小肌附着于大转子前的前关节面（anterior facet，AF），臀中肌腱前方纤维附着于大转子外侧的侧关节面（lateral facet，LF），臀中肌腱后方纤维附着于大转子后上方的后上关节面（postero-superior facet，PSF）（下图e）。臀小肌的作用是协助髋关节屈曲，臀中肌后方纤维的作用是协助髋关节伸展。

- 以髂胫束为中心，前方是阔筋膜张肌，后方的臀大肌止点处是髋关节三角（deltoid of Farabeuf），近端髂胫束的厚部被称为 bandellette of Massiat。

- 在臀部，浅层是以髂胫束为中心的阔筋膜张肌与臀大肌，中间层是臀中肌，深层是臀小肌。

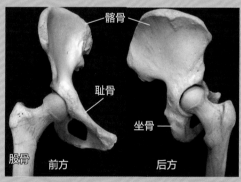

a. 髋关节为球窝关节

髋关节

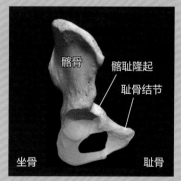

b. 髋臼

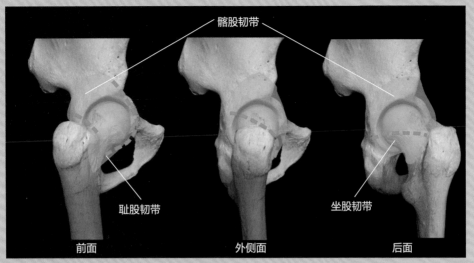

髂股韧带

耻股韧带

坐股韧带

前面　　　　　外侧面　　　　　后面

c. 覆盖髋关节的 3 条韧带

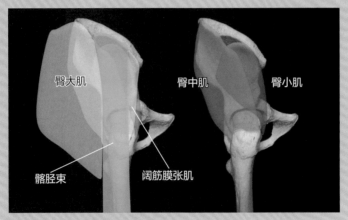

臀大肌　　　　臀中肌　　　臀小肌

髂胫束　　　阔筋膜张肌

d. 臀大肌与髂胫束

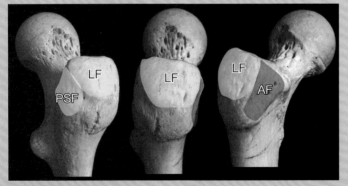

LF

PSF

LF

LF

AF

e. 大转子的 3 个关节面

AF—前关节面；LF—侧关节面；PSF—后上关节面

髋关节（续）

前方扫查

前方扫查主要观察髋关节、髂腰肌、神经血管束（股神经、股动脉、股静脉）、股直肌、缝匠肌和阔筋膜张肌。

检查体位

体位：患者仰卧位，上提裤缘，安放探头。

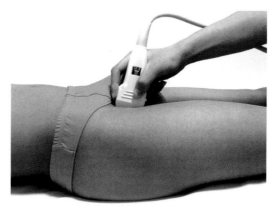

髋关节前方扫查的体位

检查顺序

Step1　观察髋关节

探头移动

探头以股骨长轴为中心旋转45°，沿着股骨颈的长轴方向扫查。

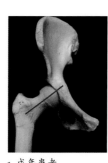

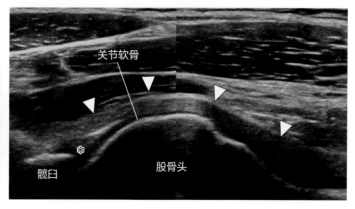

关节软骨

髋臼　　　　股骨头

a. 成年患者

髋关节的长轴切面

髋臼周缘和股骨头的轮廓呈线状高回声，表面可观察到呈带状高回声的关节囊（髂胫束，白色三角箭头），＊为髋臼唇

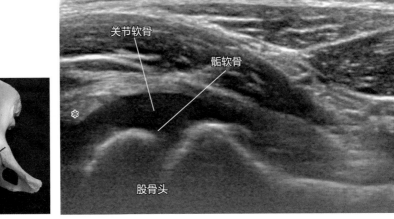

b. 12 岁患者

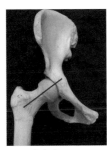

c. 2 岁患者

髋关节的长轴切面（续）

髋臼周缘和关节囊之间的三角形高回声区域为髋臼唇（＊）。儿童存在骺软骨，关节软骨比成年人的厚

探头移动

探头向远端移动。

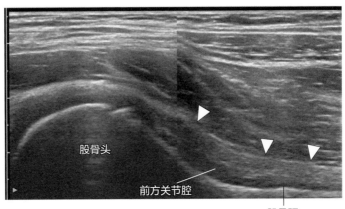

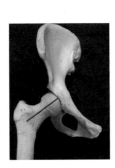

股骨颈的长轴切面

股骨颈前方可见白黑白的条纹征（stripe sign），浅层的线状高回声区域为髂股韧带（白色三角箭头），中间层的线状低回声区域为前方关节腔（关节囊），深层的线状高回声区域是股骨颈

前方关节腔的低回声区域为腔内积液，提示存在髋关节病变。儿童（特别是男性儿童）出现急性腹股沟和膝关节前方疼痛、行走困难，并在前方关节腔内观察到积液，通常考虑单纯性髋关节炎（超声下穿刺，可引流出黄色透明的积液）。

若积液持续2周以上，要考虑到早期 Perthes 病的可能性。

婴儿下肢不能活动，动则啼哭，要考虑化脓性髋关节炎的可能性，超声下确认是否存在关节腔积液，并引导穿刺抽吸。

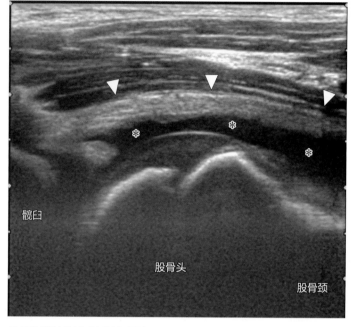

单纯性髋关节炎（长轴切面）

在髂股韧带（白色三角箭头）与股骨之间，前方关节腔内的低回声区域为积液（＊）

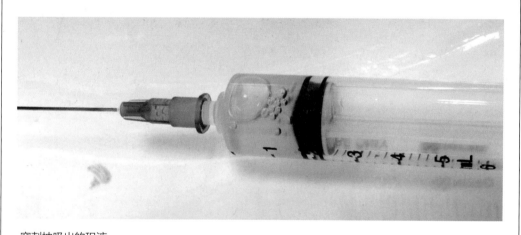

穿刺抽吸出的积液

单纯性髋关节炎可抽吸出约 2 mL 黄色透明或轻微血性积液

髋臼唇增厚且呈低回声常提示髋臼唇损伤。

髋臼唇损伤可引起成年患者（特别是女性患者）出现急性腹股沟区疼痛及牵扯感，导致损伤部位至关节外形成囊肿。囊肿通常呈多房性，体积不大，位于髂腰肌下层。髋臼唇损伤在普通 X 线检查中常被误诊为髋臼发育不良。

除此之外，还要考虑退行性髋关节炎，除了在普通 X 线检查中可以观察到髋臼、股骨头变性外，在超声下还可见到呈低回声的关节腔积液及髂股韧带变性并增大。

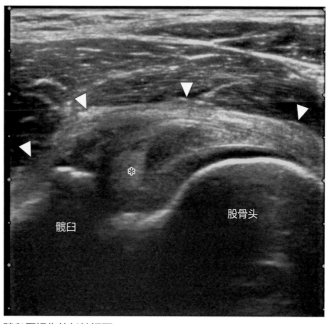

髋臼唇损伤的长轴切面

髂股韧带（白色三角箭头）髋臼止点的深层是髋臼唇（*）。髋臼唇增厚、呈低回声，线状低回声部分为撕裂以及变性

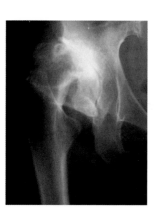

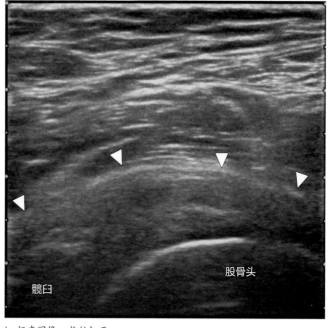

a. 普通 X 线片

b. 超声图像，长轴切面

股骨头和髂股韧带（白色三角箭头）之间出现增厚，回声强度略低

退行性髋关节炎

X 线检查只能显示骨性变化，超声检查可以观察软组织的状态

Step2　观察髂腰肌、神经血管束

探头移动

以股骨头为中心旋转探头。

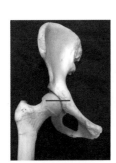

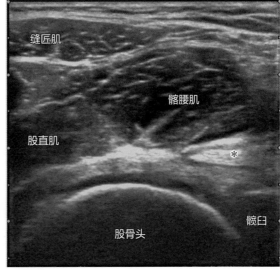

髂腰肌的短轴切面（12岁，男）

髂腰肌位于股骨头的表面，深层可观察到肌腱呈卵圆形高回声（＊）

局部解剖

- 髂窝与盆腔脏器相邻，也是髂肌的起始部。髂肌和起自腰椎的腰大肌一起组成髂腰肌，其肌腱附着于股骨小转子。

- 髂腰肌走行于髂耻隆起及髋关节前方，附着于小转子。髂腰肌滑囊位于髂股韧带和髂腰肌之间，髂腰肌的主要功能是使髋关节屈曲。

- 股三角（Scarpa 三角）由腹股沟韧带、缝匠肌和长收肌围成，神经血管束（股神经和股动静脉）走行于其间。

- 在股三角的深层走行的是髂腰肌（外侧）和耻骨肌（内侧）。

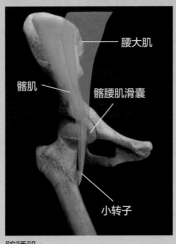

髂腰肌

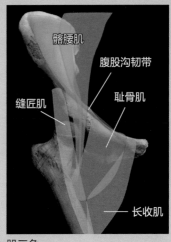

股三角

探头向内侧移动。

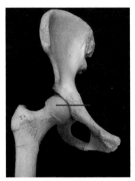

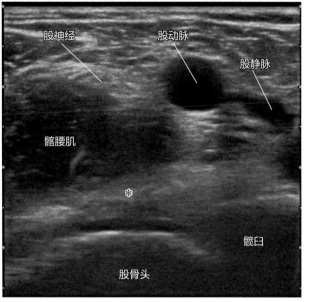

神经血管束的短轴切面（12岁，男）

髂腰肌稍内侧表面的高回声结构为股神经，其内侧搏动性圆形低回声结构为股动脉，再内侧为股静脉。和股动脉相比，股静脉的血管壁薄，在探头施压后可被压瘪

 ## 注意：异常图像

弹响髋

■ 髋关节运动时出现关节周围弹响和局部疼痛的现象称为弹响髋。

■ 原因分为关节内病变（髋臼唇损伤、关节游离体、滑膜骨软骨瘤）和关节外病变。

■ 关节外病变分为2种类型：外侧型，臀大肌下部纤维和髂胫束在越过大转子时产生弹响；内侧型，髂腰肌腱越过髂耻隆起（右图*）［由充分暴露髂耻隆起的蛙式位（frog leg position）恢复到正常姿势］时发生弹响。肌腱和

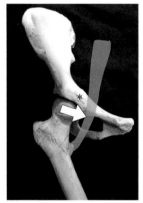

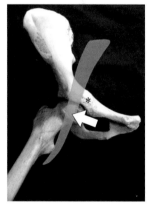

内侧型弹响髋

骨隆起之间的滑囊炎与疼痛有关（外侧型常为大转子滑囊炎；内侧型常为髂腰肌滑囊炎）。

■ 可观察到髂腰肌腱增厚及髂腰肌滑囊积液。

■ 在怀疑关节内病变引起弹响髋时，需进一步行X线、CT或MRI检查明确关节内病变。

■ 正常情况下不能看到髂腰肌滑囊，但是关节内病变时其内压增高，可以见到与关节腔相通的髂腰肌滑囊存在积液及增生的滑膜。

髋关节囊肿一般体积较小，患者常感觉不到，但是髂腰肌滑囊积液在体表可以触到。滑囊积液内部呈低回声或与增生滑膜的高回声相混杂，还可观察到伴后方声影的游离体。腹股沟淋巴结呈内部高回声的圆形（或卵圆形）低回声。

炎性病变时淋巴结肿胀，恶性病变时内部的高回声消失。

因手术等导致的医源性假性动脉瘤，多普勒超声血流显像可观察到瘤体口与股动脉相通，由此可以做出诊断。

腹股沟疝指腹膜及肠管等从腹股沟脱出。腹股沟韧带下方的脱出称为股疝，腹股沟韧带上方的脱出称为腹股沟疝。腹股沟疝分为斜疝和直疝。根据解剖位置可进行鉴别。

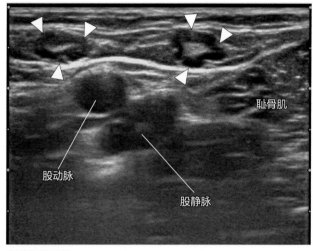

耻骨肌

股动脉

股静脉

腹股沟淋巴结

正常的腹股沟淋巴结（白色三色箭头）。周边的低回声结构为薄的皮膜，高回声的髓质呈点状、线状及斑片状

局部解剖

腹股沟区

- 腹股沟韧带连接髂前上棘和耻骨结节，其深层走行着髂腰肌和耻骨肌。二者的浅层由内向外依次走行着股静脉、股动脉、股神经。股神经走行在髂腰肌稍内侧的表面。

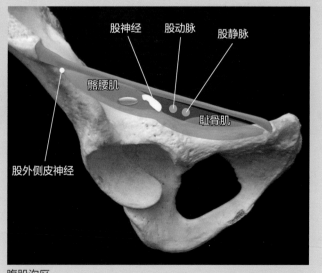

股神经　股动脉　股静脉

髂腰肌

耻骨肌

股外侧皮神经

腹股沟区

Step3　观察髂前下棘

探头移动

探头从股骨头表面的髂腰肌向近端移动。

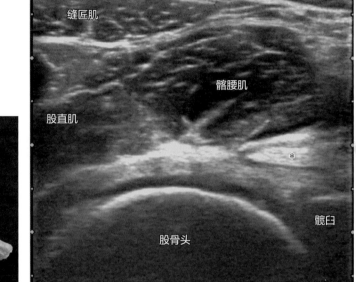

a. 股骨头平面
髂腰肌位于股骨头表面，肌腱在深部呈卵圆形高回声（＊）

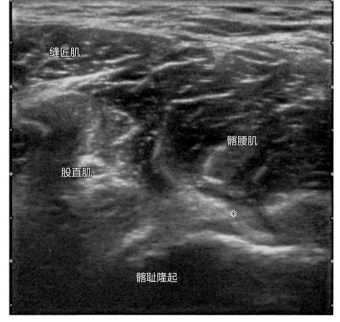

b. 髂耻隆起平面
髂腰肌腱（＊）在髂耻隆起的正上方

髂前下棘的短轴切面

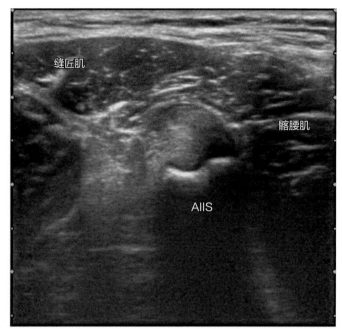

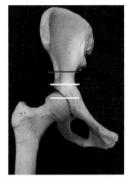

c. 髂前下棘（AIIS）平面

在髂腰肌外侧，髂前下棘呈未骨化的软骨状态

髂前下棘的短轴切面（续）

探头移动

探头旋转 90°，观察股直肌起点的长轴切面。

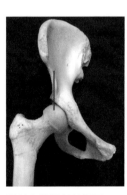

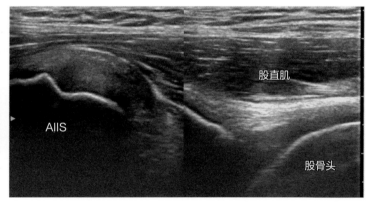

髂前下棘的长轴切面

软骨状态的髂前下棘（AIIS）是股直肌的起点

发育期常因为股直肌的牵拉出现髂前下棘骨骺分离。

因为股直肌有起自髂前下棘（直头）和髋臼顶（反折头）的两个头，所以髂前下棘很少出现较大的骨骺分离。

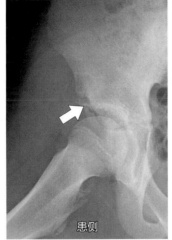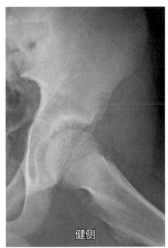

患侧　健侧

a. 普通 X 线片

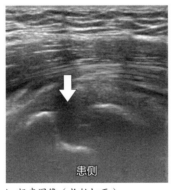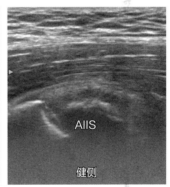

患侧　健侧　AIIS

b. 超声图像（长轴切面）

髂前下棘骨骺分离

髂前下棘（AIIS）的骨骺线向远端移位（白色箭头）

局部解剖 ▌▌

髂前上棘和髂前下棘

- 髋关节的前上方有两个骨隆起，分别为髂前上棘和髂前下棘。
- 髂前上棘的外下方是阔筋膜张肌的起点，内下方是缝匠肌的起点，髂前上棘与耻骨联合之间由腹股沟韧带连接。
- 髂前下棘为股直肌的起点。股直肌有起自髂前下棘和髋臼顶的两个头。

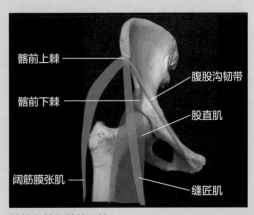

髂前上棘　　　　腹股沟韧带

髂前下棘　　　　股直肌

阔筋膜张肌　　　缝匠肌

髂前上棘和髂前下棘

Step4　观察髂前上棘

探头在短轴方向迎着髂前上棘，向远端移动。

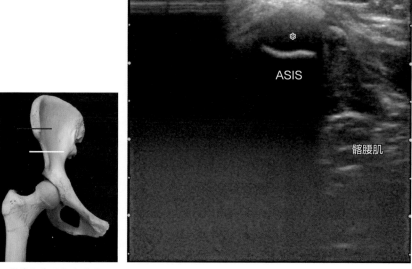

a.髂前上棘正上方平面

髂腰肌外侧可见未骨化的软骨状态（＊）的髂前上棘（ASIS）

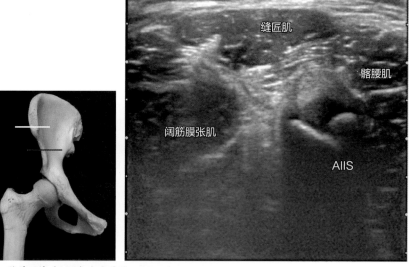

b.髂前下棘（AIIS）上方平面

阔筋膜张肌起自髂前上棘的外侧，缝匠肌起自髂前上棘的内侧

髂前上棘的短轴切面

288

探头旋转 90° 观察髂前上棘的长轴切面。

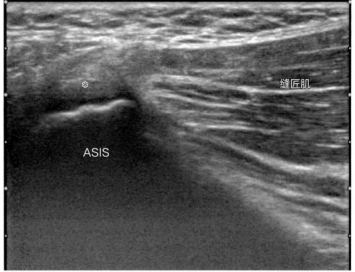

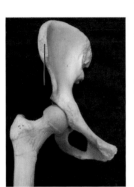

髂前上棘的长轴切面

未骨化的软骨状态（＊）的髂前上棘（ASIS）是缝匠肌的起点

Q 髂前上棘骨骺分离有什么表现？

发育期常出现髂前上棘骨骺分离。

髂前上棘内侧为缝匠肌、外侧为阔筋膜张肌，再加上腹股沟韧带的限制，不会出现大幅度的移位。

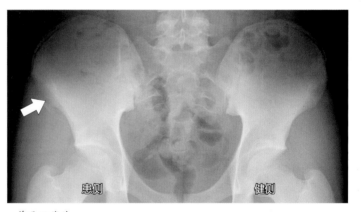

a. 普通 X 线片

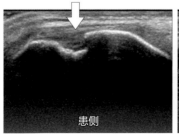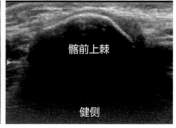

b. 超声图像（长轴切面）

髂前上棘骨骺分离

髋关节周围的骨骺核出现及闭合时间

青春期出现骨骺核，闭合期容易出现骨骺线损伤。

- 髂骨翼：出现，13 ~ 15 岁；闭合，15 ~ 17 岁。
- 髂前上棘：出现，13 ~ 15 岁；闭合，21 ~ 25 岁。
- 髂前下棘：出现，13 ~ 15 岁；闭合，16 ~ 18 岁。
- 坐骨结节：出现，15 ~ 17 岁；闭合，19 ~ 25 岁。
- 股骨头：出现，出生后 4 ~ 6 个月；闭合，16 ~ 18 岁。
- 大转子：出现，2 ~ 5 岁；闭合，16 ~ 18 岁。
- 小转子：出现，8 ~ 12 岁；闭合，16 ~ 18 岁。

Step5　观察股直肌

【探头移动】

探头置于大腿前面，同短轴方向，向远端移动。

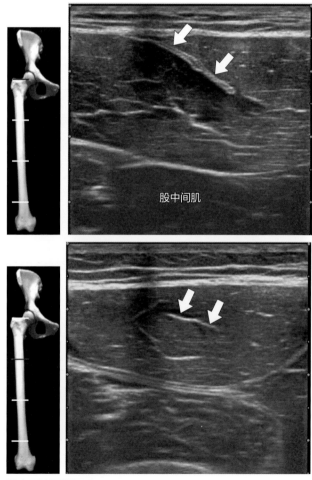

股中间肌

股直肌的短轴切面

白色箭头为股直肌的肌腱

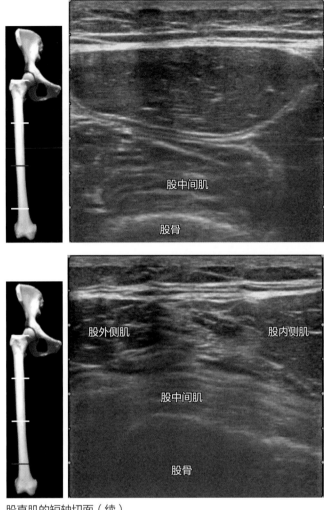

股直肌的短轴切面（续）

探头移动

探头旋转 90°，观察股直肌的长轴切面。

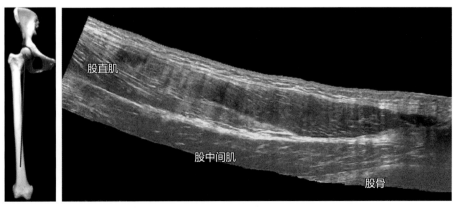

股直肌的长轴切面，全景图像

股直肌

- 股直肌是股四头肌中唯一的双关节肌，是运动损伤的好发部位。股四头肌腱起自髂前下棘（股直肌直头）和髋臼顶（股直肌反折头），向下走行至髌骨近端。

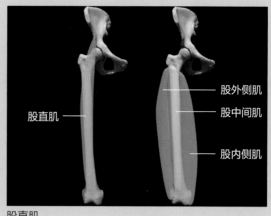

股外侧肌
股中间肌
股直肌
股内侧肌

股直肌

Q 股直肌拉伤有什么超声表现?

肌束的筋膜、肌腱止点容易出现损伤，断裂部位的血肿呈低回声，断裂周围的肌束呈高回声。随时间推移血肿呈高回声，而周围肌束的回声信号恢复正常。

股直肌从近端浅层筋膜外侧到远端内侧走行的膜性肌腱是一个标志性结构。股直肌的肌肉拉伤常分为肌腱周围型和深层筋膜型。

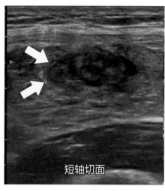
短轴切面

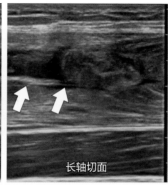
长轴切面

a. 肌腱周围型（近端肌肉拉伤）
可在肌腱周围的断裂处发现呈高回声的血块，周围肌束呈高回声。白色箭头为肌腱

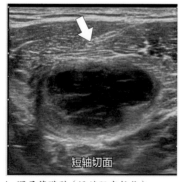
短轴切面

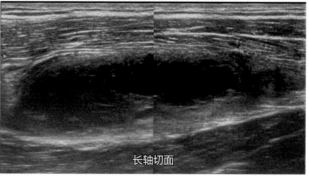
长轴切面

b. 深层筋膜型（远端肌肉拉伤）
深层筋膜的肌肉拉伤，受伤后 2 个月。血肿呈低回声，周围肌束的回声信号正常

股直肌拉伤

股外侧肌与股中间肌的交接部分容易出现骨化性肌炎，超声检查可以比 X 线检查更早发现异常。

股外侧肌容易因直接外力发生肌肉挫伤。早期会出现皮肤及皮下肿胀，这点与肌肉拉伤不同。

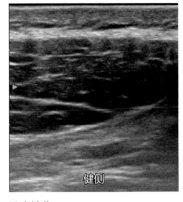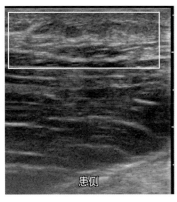

健侧　　　　　患侧

肌肉挫伤

运动员在运动时，股外侧肌被对方运动员的膝盖撞击后受伤。皮肤及皮下肿胀边界不明，皮下脂肪组织呈高回声（白色框内部分）

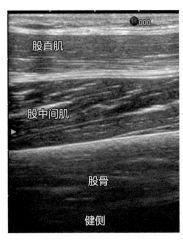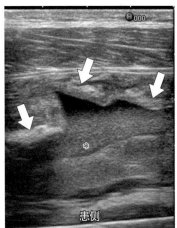

股直肌

股中间肌

股骨

健侧　　　　　患侧

股中间肌的骨化性肌炎的早期表现（长轴切面）

股骨前面出现呈低回声的血肿（＊），与肌肉交界处可见骨化前的呈带状高回声区域（白色箭头）

Q 肌肉拉伤和肌肉挫伤发生的部位相同吗？

肌肉损伤分为间接外力引起的肌肉拉伤及直接外力引起的肌肉挫伤。肌肉拉伤常在两关节肌拉伸收缩时出现，在运动员的大腿前面的股直肌及大腿后肌群、中老年人的腓肠肌内侧头的远端发生率较高。肌肉挫伤多发生在接触性体育活动中，常发生于股内侧肌、股外侧肌。

内侧扫查

内侧扫查主要观察起自耻骨、坐骨的髋关节内收肌群。

检查体位

体位：患者仰卧位，屈膝，髋关节外旋、外展。

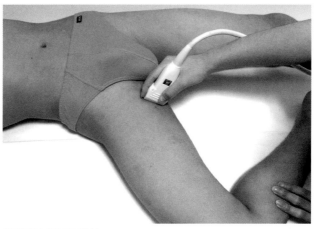

髋关节内侧检查体位

检查顺序

Step1 观察内收肌的短轴切面

【探头移动】

探头以体表可见的长收肌为中心，同短轴方向，向上、下、内、外侧移动并观察。

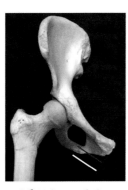

a. 耻骨远端3cm平面

内收肌的短轴切面

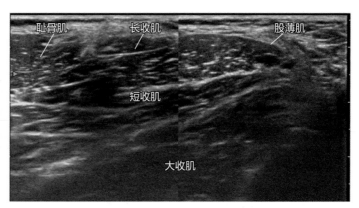

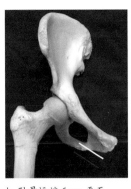

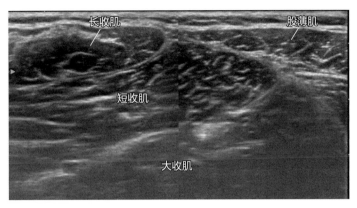

b. 耻骨远端 6 cm 平面

内收肌的短轴切面（续）

Step2　观察内收肌的长轴切面

探头移动

探头旋转 90°，在长轴切面向上、下、内、外侧移动进行观察。

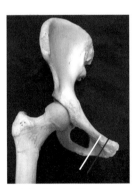

a. 耻骨联合外侧平面

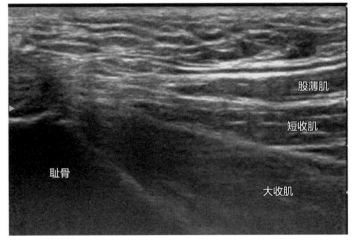

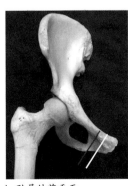

b. 耻骨结节平面

内收肌的长轴切面

髋关节内收肌

● 髋关节内收肌有 3 层结构，表层由外到内为耻骨肌（起自耻骨上支）、长收肌（起自耻骨结节）、股薄肌（起自耻骨联合外侧缘），中间层是短收肌（起自耻骨结节与耻骨联合之间），深层为大收肌（起自耻骨下支到坐骨结节）。

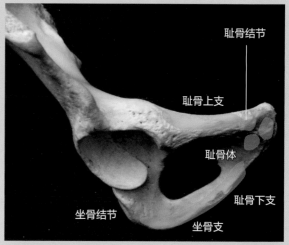

耻骨结节
耻骨上支
耻骨体
耻骨下支
坐骨结节
坐骨支

a. 内收肌附着部位

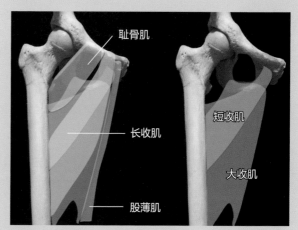

耻骨肌
长收肌
短收肌
大收肌
股薄肌

b. 髋关节内收肌

髋关节内收肌

收肌管（Hunter's 管）

● 位于大腿的 1/3 处的血管神经通路被称为收肌管（Hunter's 管）。其入口在股三角（Scarpa 三角）的下端，由缝匠肌、长收肌、股内侧肌围成的肌性收肌管延伸为腱性收肌管，向下走行直至腘窝，出口是大收肌腱形成的收肌腱裂孔。

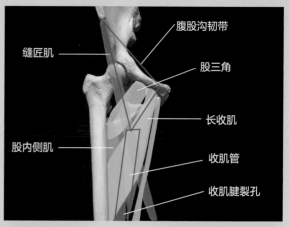

缝匠肌
腹股沟韧带
股三角
长收肌
股内侧肌
收肌管
收肌腱裂孔

收肌管（Hunter's 管）

伴随运动出现的肌肉拉伤，以浅层的长收肌、股薄肌较为多见，肌肉起止点的断裂区可见低回声的血肿和断端。年轻患者的撕裂骨折在长轴切面可观察到耻骨体、耻骨下支呈不连续的线样高回声。

运动员（特别是足球运动员）出现的腹股沟区的慢性疼痛，在长收肌起止点可见到与 Osgood-Schlatter 病非常相似的图像。内收肌深层的肌肉拉伤难以观察，MRI 检查更有利于诊断。

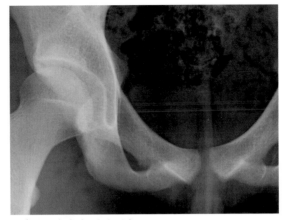

a. 普通 X 线片（短轴切面）
耻骨上支未发现异常

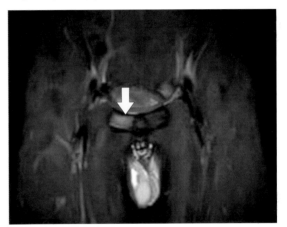

b. MRI 图像（脂肪抑制，T2 加权）
右侧耻骨上支出现高信号（白色箭头）

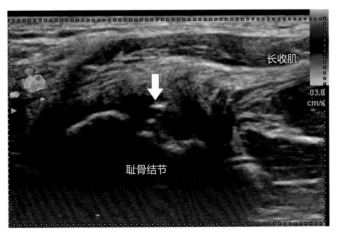

c. 超声图像（长轴切面）
右侧耻骨结节轮廓不规则，并且可见断裂的骨片（白色箭头）

长收肌起点损伤

外侧扫查

外侧扫查时，以大转子为中心，可以观察阔筋膜张肌、臀大肌、臀中肌和臀小肌。

检查体位

体位：患者仰卧位或侧卧位。

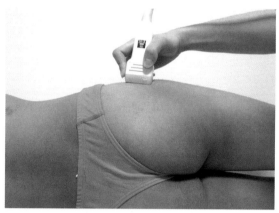

髋关节外侧的扫查体位

检查顺序

Step1 观察髋关节外侧的短轴切面

探头移动

探头置于大转子外侧观察短轴切面。向上方、前方、后方移动探头，观察大转子的关节面。

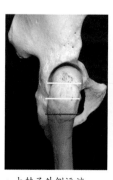

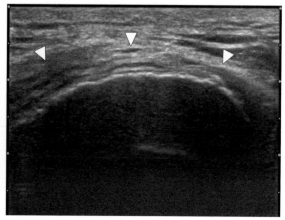

a. 大转子外侧远端

可见大转子外侧骨轮廓呈线状高回声，其表面有髂胫束走行（白色三角箭头）

髋关节外侧的短轴切面

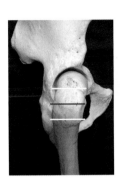

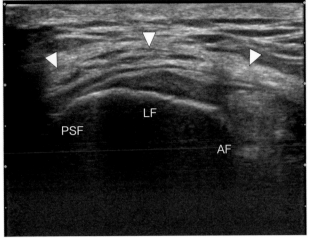

b. 大转子外侧中央

可见大转子的 3 个关节面的附着肌腱呈低回声

AF—前关节面；LF—侧关节面；PSF—后上关节面；白色三角箭头—髂胫束

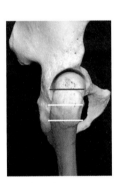

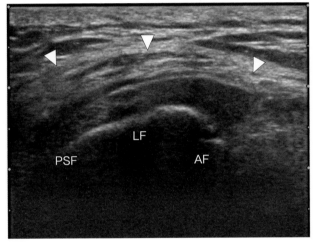

c. 大转子外侧近端

前关节面（AF）为臀小肌腱止点；侧关节面（LF）为臀中肌腱止点；后上关节面（PSF）为臀中肌腱止点；可见髂胫束（白色三角箭头）

髋关节外侧的短轴切面（续）

Step2 观察髋关节外侧的长轴切面

探头移动

将探头旋转90°，观察长轴切面。

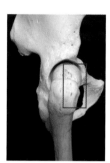

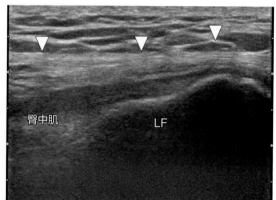

a. 前关节面（AF）

可见髂胫束（白色三角箭头）、附着于前关节面的臀小肌

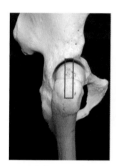

b. 侧关节面（LF）

可见髂胫束（白色三角箭头）、附着于侧关节面呈低回声的臀中肌腱前方纤维

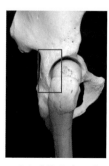

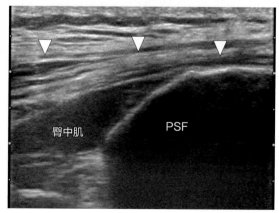

c. 后上关节面（PSF）

可见髂胫束（白色三角箭头）、附着于后上关节面呈低回声的臀中肌腱后方纤维

髋关节外侧的长轴切面

大转子处的疼痛多发于中年女性，称为大转子疼痛综合征。患者常主诉髋关节外侧疼痛，大转子有压痛点是其特征。

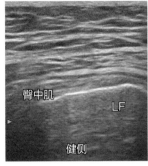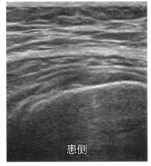

臀中肌腱炎

在患侧，臀中肌腱前方纤维呈低回声

LF—侧关节面

超声下多见臀中肌腱炎，即呈低回声的局部增大，有时可见部分断裂和全层断裂。

常伴有大转子滑囊水肿。

臀小肌腱止点处的病变主要是肌腱炎、钙化及部分断裂，发病率低于臀中肌腱处的病变。

外侧型弹响髋，短轴切面扫查可动态观察到髂胫束越过大转子。

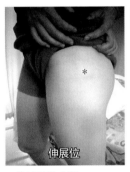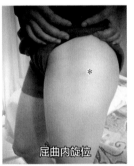

a. 外侧型弹响髋

髋关节从轻度伸展位到轻度屈曲内旋位时出现弹响

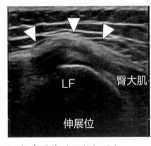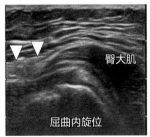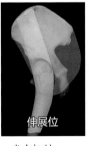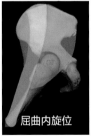

b. 超声图像（短轴切面）

立位，做髋关节屈曲内旋动作时，在前方，髂胫束（白色三角箭头）间歇弹响

c. 发生机制

髋关节从轻度伸展位到轻度屈曲内旋位时，髂胫束越过大转子。介于其间的大转子滑囊导致疼痛

外侧型弹响髋

后方扫查

髋关节后方扫查主要可观察坐骨神经和腘绳肌。

检查体位

体位：患者俯卧位。

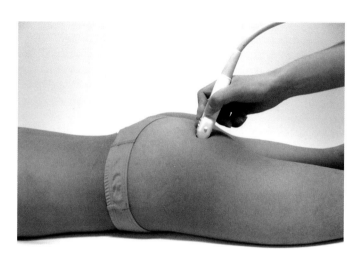

髋关节后方扫查的检查体位

注意：异常图像

梨状肌综合征

多数下肢疼痛由腰椎疾病导致，有时也由梨状肌综合征导致。超声下进行坐骨神经阻滞对于梨状肌综合征的诊断和治疗非常有效，也要注意梨状肌增大、损伤以及坐骨神经损伤。有时大腿后方肌肉拉伤引起血肿也会出现坐骨神经症状，一定要注意。

臀部的肌结构

- 臀部表层有臀大肌与阔筋膜张肌。
- 臀大肌上部纤维与阔筋膜张肌附着于髂胫束，臀大肌下部纤维附着于股骨。
- 中间层有臀中肌，深层有臀小肌与髋关节外旋肌群（梨状肌、上下孖肌、闭孔内肌、股方肌）。
- 坐骨神经走行于梨状肌与上孖肌之间，沿大腿后方下行。

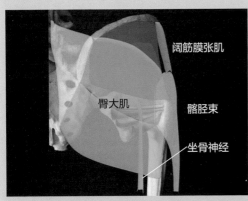

a. 表层

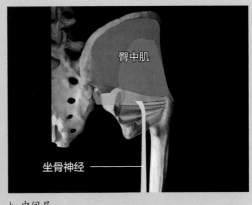

b. 中间层

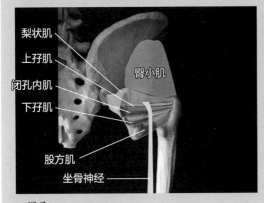

c. 深层

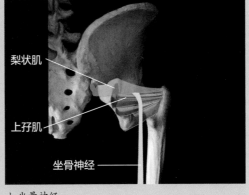

d. 坐骨神经

臀部的肌结构

检查顺序

Step1　观察坐骨神经

探头移动

探头由大转子前端向内上方扫查得到坐骨神经的短轴切面，定位臀大肌与外旋肌群间的坐骨神经后，向下方观察。

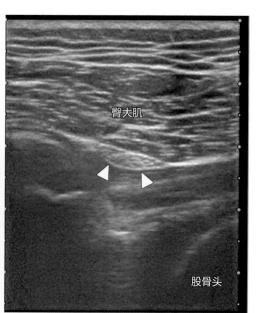

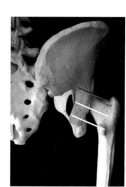

a. 上孖肌平面

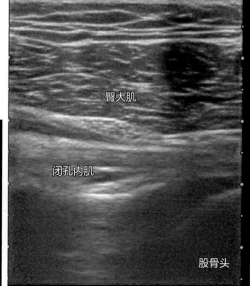

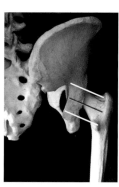

b. 闭孔内肌平面

坐骨神经（白色三角箭头）的短轴切面

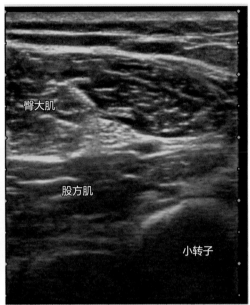

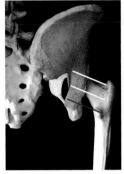

c. 股方肌平面
坐骨神经的短轴切面（续）

探头移动

保持坐骨神经位于画面中央，探头旋转 90°。

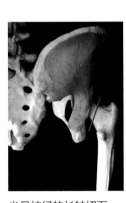

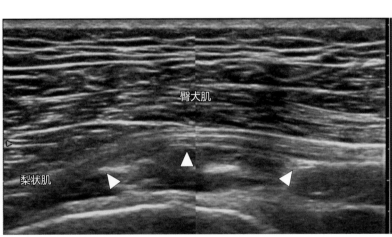

坐骨神经的长轴切面

长轴切面下，在梨状肌下层出口附近观察坐骨神经（白色三角箭头）

Step2 观察腘绳肌

探头移动

探头置于膝后内侧得到腘绳肌的短轴切面，定位半腱肌和半膜肌，向近端移动探头观察至坐骨结节。

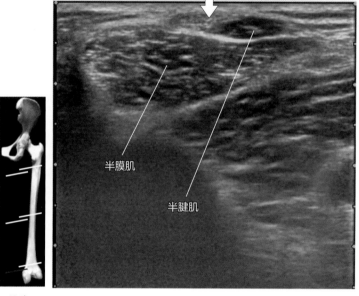

a. 远端

可观察到在呈椭圆形高回声的半腱肌深部，是半膜肌的肌腹

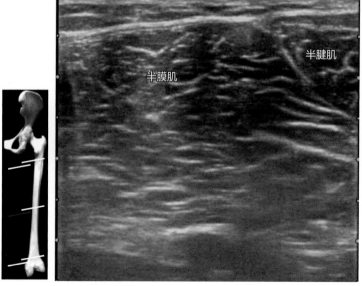

b. 中间

半膜肌位于半腱肌的内侧

内侧腘绳肌

腘窝内侧皮下可见呈椭圆形高回声的半腱肌起点（白色箭头）

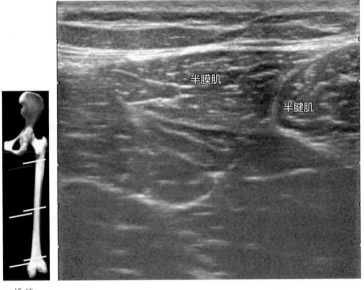

c. 近端

半膜肌位于半腱肌的内侧

内侧腘绳肌（续）

探头移动

将探头向外侧移动，定位半腱肌外侧的股二头肌长头后，向远端移动。

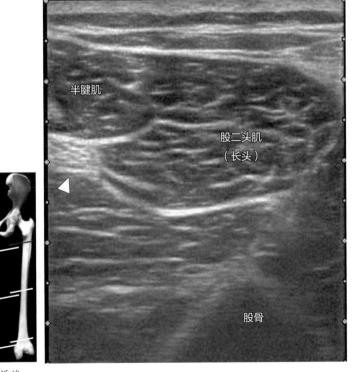

a. 近端

股二头肌长头位于半腱肌外侧

外侧腘绳肌

向远端观察附着于坐骨结节半腱肌外侧的股二头肌长头。在股二头肌内侧有坐
骨神经（白色三角箭头）走行

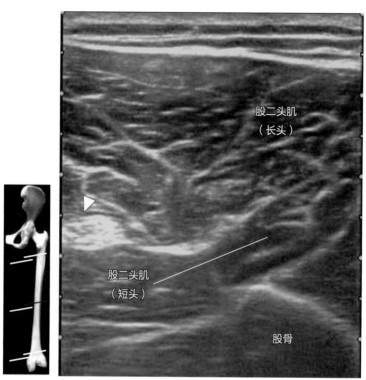

b. 中间

在股二头肌长头深部可见起于股骨的股二头肌短头

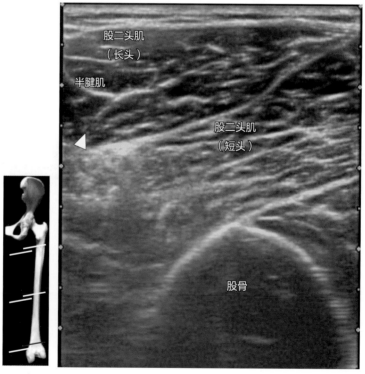

c. 远端

在股二头肌长头深部可见股二头肌短头

外侧腘绳肌（续）

胭绳肌

- 起于坐骨结节的肌，除了内收肌，还有具有伸展髋关节功能的半膜肌、半腱肌以及股二头肌（长头）。
- 半膜肌腱通过半腱肌与股二头肌长头的联合腱（总头）深层，附着于坐骨结节外侧。

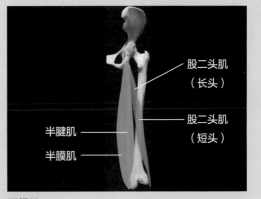

股二头肌（长头）

股二头肌（短头）

半腱肌

半膜肌

胭绳肌

Q 胭绳肌拉伤有哪些超声特征？

　　拉伤时，会出现肌束附着部位的断裂以及血肿、肌外膜排列紊乱、肌束肿胀。在超声下，受伤初期血肿呈块状高回声，断裂部周围呈线状高回声（肌外膜）且排列紊乱，原本呈低回声的肌束呈高回声。

　　血肿被呈高回声的肉芽肿代替，但水肿仍有残留，有时会成为疼痛的原因。

　　观察胭绳肌时以胭窝内侧的半腱肌腱为起点，向坐骨结节、腓骨头两个方向反复移动探头。

　　由于坐骨神经走行在半腱肌与股二头肌长头之间，有时大的血肿会引起坐骨神经麻痹。

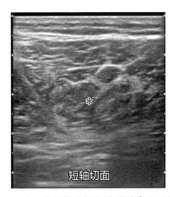
短轴切面

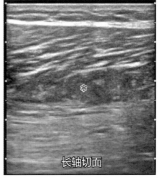
长轴切面

a. 股二头肌长头拉伤（刚刚受伤不久）
可见正常肌束，肌外膜排列紊乱，血肿（＊）呈高回声

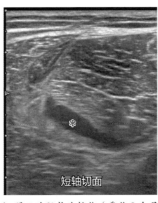
短轴切面

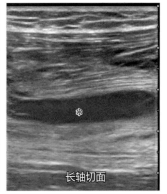
长轴切面

b. 股二头肌长头拉伤（受伤3个月后）
可见正常肌束，肌外膜排列正常，但肌束间有呈低回声的水肿（＊）

胭绳肌拉伤

前方扫查

髋关节长轴切面

- 髋臼唇是覆盖髋臼边缘的纤维软骨。关节囊从髋臼唇表面向远端延伸，在股骨颈的远端折返并止于股骨头软骨与股骨颈的边界处。关节囊表层有髂股韧带走行，连接髋臼上缘与转子间线隆起。
- 在观察时，注意髂股韧带的厚度、作为附着部位的髋臼盖、股骨头的骨轮廓以及髋臼唇的形状。

股直肌

- 股直肌近端前面和远端后面被纤维性厚筋膜（腱膜）覆盖。近端肌腹内有肌内腱走行。
- 观察的关键是把握肌内腱在股直肌内的位置。

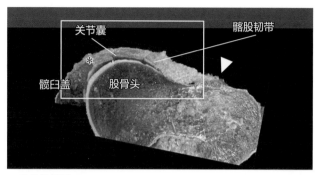

a. 髋关节解剖
长方框是超声扫描的范围

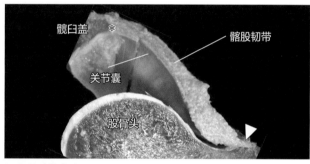

b. 翻转关节囊后

髋关节长轴切面
髋臼唇（＊）切面呈纵长梯形，髂股韧带附着于转子间线隆起处（白色三角箭头）

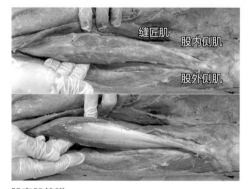

股直肌筋膜
可见股直肌近端 1/4、翻转后的远端 3/4 被筋膜（腱膜）覆盖

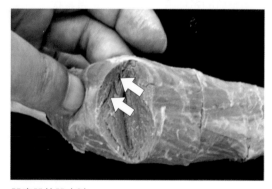

股直肌的肌内腱
股直肌的肌内腱（白色箭头），从外侧到内侧的膜状组织有肌束附着

坐骨神经

- 坐骨神经由 L4、L5、S1 ~ S3 构成，是人体最粗、最长的神经。坐骨神经始于骨盆内，走行于梨状肌下，沿股二头肌内侧下降，在腘窝上方分叉为腓总神经和胫神经。

- 坐骨神经和梨状肌的损伤的发病率约为 10%。坐骨神经在梨状肌位置已经分叉为腓总神经与胫神经；也有梨状肌一分为二，坐骨神经走行在两者之间的情况。

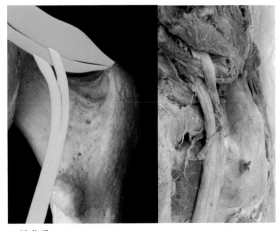

a. 模式图

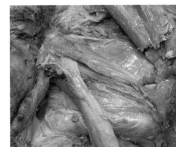

b. 损伤（1）　　　　c. 损伤（2）

坐骨神经

坐骨神经的损伤，在近端分为胫神经与腓总神经的情况较多，多伴有梨状肌损伤。从近端到远端呈现多样的分支模式

腘绳肌

- 腘绳肌是半膜肌、半腱肌、股二头肌长头的总称。

- 半膜肌的名称源于其近端侧是膜样的腱膜。半膜肌走行于腿部内后侧，止于胫骨近端后方。

- 半腱肌的名称源于其远端侧是条索状肌腱。半腱肌的近端侧走行于半膜肌的外侧，远端侧走行于半膜肌的表面，向胫骨近端内侧的鹅足走行。

- 股二头肌起始于坐骨结节（长头）和股骨远端后面（短头）。远端形成联合腱附着于腓骨头。

- 坐骨神经走行于半腱肌与股二头肌长头之间，在腘窝分叉为胫神经与腓总神经。

- 在超声检查时，注意腘绳肌以及坐骨神经的走行。

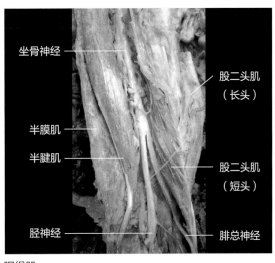

腘绳肌